影像学基础与临床诊断要点

主编 甘甜 陈宁 李德刚 刘志国 翟永文

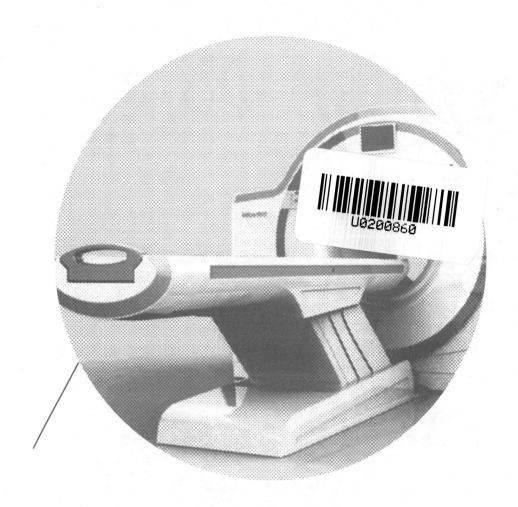

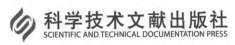

科学技术文献出版社
SCIENTIFIC AND TECHNICAL DOCUMENTATION PRESS
·北京·

图书在版编目（CIP）数据

影像学基础与临床诊断要点 / 甘甜等主编. — 北京: 科学技术文献出版社, 2018.5
ISBN 978-7-5189-4418-7

Ⅰ.①影… Ⅱ.①甘… Ⅲ.①影象诊断 Ⅳ.①R445

中国版本图书馆CIP数据核字(2018)第098992号

影像学基础与临床诊断要点

策划编辑：曹沧晔　　责任编辑：曹沧晔　　责任校对：赵　瑷　　责任出版：张志平

出 版 者	科学技术文献出版社
地　　址	北京市复兴路15号　邮编　100038
编 务 部	(010) 58882938，58882087（传真）
发 行 部	(010) 58882868，58882874（传真）
邮 购 部	(010) 58882873
官方网址	www.stdp.com.cn
发 行 者	科学技术文献出版社发行　全国各地新华书店经销
印 刷 者	济南大地图文快印有限公司
版　　次	2018年5月第1版　2018年5月第1次印刷
开　　本	787×1092　1/16
字　　数	339千
印　　张	14
书　　号	ISBN 978-7-5189-4418-7
定　　价	148.00元

前　言

　　影像学在临床上应用非常广泛，对疾病的诊断提供了很大的科学直观的依据，可以更好地配合临床症状、化验等方面，为最终准确诊断病情起到不可替代的作用。近年来随着影像领域不断发展，影像检查技术和方法也在不断地创新，影像诊断已从单一依靠形态变化进行诊断发展成为集形态、功能、代谢改变为一体的综合诊断体系，是现代医学临床工作不可缺少的助手。

　　本书重点介绍了目前医学影像学常用的各种检查和诊疗技术，包括：现代影像学概论、X线诊断、CT诊断、MRI诊断，系统介绍了各部位的影像学检查方法、影像学征象、常见病变的诊断与鉴别诊断等。选材新颖，内容简明，科学性强，图文并茂，易于掌握，查阅方便，可供临床工作及教学参考。

　　本书编委均是高学历、高年资、精干的专业医务工作者，对各位同道的辛勤笔耕和认真校对深表感谢！由于写作时间和精力有限，如有不足或错误之处希望广大读者予以批评、指正，以便再版时修正。

编　者

2018 年 4 月

目　录

第一篇　现代影像学概论

第二篇　X线诊断

第三篇　CT 诊断

第一篇　现代影像学概论

第一章　绪　论

1895 年，X 线的发现为放射影像学的形成与发展奠定了基础，随着各种新型成像技术的不断涌现，放射学由单纯的 X 线摄影发展到包括计算机 X 线摄影（computer radiology，CR）、数字化 X 线摄影（digital radiology，DR）、计算机断层成像（computed tomography，CT）、磁共振成像（magnetic resonance imaging，MRI）、数字减影血管造影（digital subtraction angiography，DSA）、超声成像（ultrasonography，USG）、γ 闪烁成像（γ-scintigraphy）、发射型计算机断层成像（emission computed tomography，ECT）［如单光子发射型计算机断层成像（single photon emission computed tomography，SPECT）］与正电子发射型计算机断层成像（positron emission tomography，PET）等各种数字化成像技术的现代影像学阶段。21 世纪，医学影像设备及技术进入蓬勃发展的新历史时期，更优质的图像质量、更低的辐射剂量、更快的成像速度、多功能的集成、多种影像技术的融合已成为医学影像技术发展的基本态势。

第一节　放射学的形成与发展

一、放射学的形成

19 世纪的理论成果对人类历史的进程产生了重大影响：热力学、电磁感应、原子论、细胞学说等科学理论相继取得重大进展。19 世纪末，实验物理学的三大成果为放射学的形成奠定了基础：①1895 年，伦琴（Wilhelm Conrad Rontgen）发现 X 线；②1896 年，贝克勒耳（Antoine Henri Becquerel）发现天然放射性元素铀；③1897 年，汤姆孙（Joseph John Thomson）发现电子。

1895 年 11 月 8 日，伦琴在德国维尔茨堡大学的实验室中发现 X 线并很快应用于临床医学。这一划时代的科研成果开创了揭示人类内部结构的先河。正如英国《不列颠简明百科全书》所述："这一发现宣布了现代物理学时代的到来，使医学发生了革命。"20 世纪初，涵盖 X 线诊断学和放射治疗学两大板块的放射学即告形成，但是由于两项技术均处于萌芽时期，所以早年从事放射学的专业人员一般都兼做诊断与治疗工作。历经 100 多年的发展，X 线诊断学在设备的发展方面和技术方法的创新方面均取得飞速发展，使其在临床医学中所起的作用日益提高，并仍沿用"放射学"这一名称至今（证诸我国权威性的专业杂志内容虽涵盖 CT 及 MRI，但仍名为《中华放射学杂志》）。

随着临床医学的发展，放射治疗作为一种对正常细胞/组织也有很强杀伤作用的治疗手段，仅限用于恶性肿瘤的治疗，良性疾病均不采用放射疗法而由其他效果更佳的治疗方法取代。学科则成为放射学的分支之一，名为"放射肿瘤学"（radiation oncology）。

加速器的应用为制备人工放射性核素提供了可能，同时放射性核素示踪技术用于人体脏器显像及功能测定等方面，使核技术与医学相结合形成"核医学"这一新的学科分支。核医学包括基础（实验）核医学和临床核医学。临床核医学既有各种核素显像与功能测定的诊断检查，又有以不断发展的放射性药物治疗为主的核医学治疗。

综上所述，放射学至此已发展成为涵盖放射诊断、放射治疗及核医学三大分支的学科。

二、放射学的发展

20 世纪，放射学经历了孕育、成长、发展的过程。这一阶段的放射诊断以影像与病理对照为技术手段，主要进行的是人体解剖及病理水平的研究。21 世纪，影像学的发展趋向于对功能、代谢及生化的研究，融解剖、功能及分子信息于一体。近年来，MRI 结合频谱（magnetic resonance spectroscopy，MRS）可同时研究人体器官的解剖结构及生化情况。

20 世纪前的放射学以模拟技术为主。20 世纪 80 年代以来，CT、CR、DR、DSA、MRI、PET 等一系列数字化成像技术相继投入应用，放射学进入数字化阶段。特别是 CR、DR 等的逐步普及应用，使放射学检查中量大面广的 X 线摄影进入数字化放射学体系，为无片化放射科提供技术上的可能性。由于 X 线摄影技术的根本性改变，使承载影像的载体也由沿用的胶片向光盘等数字化介质过渡。同时医学影像的阅读方式也由硬拷贝阅读（hard copyreading）转为软阅读（soft reading），因此高质量的专业图像显示器成为影像阅读的重要设备，与其相关的一系列认知学研究也随之深入开展。

随着生物医学和材料科学等相关科学技术的发展，影像学科跨越诊断范畴向治疗领域延伸为介入治疗。新兴的介入放射学以影像诊断为基础，主要利用血管或非血管穿刺技术及导管介入技术，在影像监控下对一些疾病施行治疗，或采集活体标本以更好地明确诊断，使之发展成融诊治于一体的介入放射学，从而使放射科从临床辅助科室转成"临床科室"。一般区县级以上医院均设有独立的门诊及病区。

人体解剖学的历史可追溯到意大利文艺复兴时期，CT 的发明给古老的解剖学增添了新的内涵，带来新的生机，衍生出以研究某一器官不同断面结构的断层解剖学。世界上第一台 CT 扫描机（图 1-1）出现于 1972 年，其在美国艾奥瓦州立大学投入临床应用。20 世纪 70 年代以来，CT 成功应用于临床医学，使放射学取得突破性进展。此外，计算机技术、生物医学工程技术与临床医学相结合，促使放射学的三大分支产生新的飞跃。传统的与数字化的 X 线透射型成像，向断面成像过渡。加上临床核医学中发射型计算机断层扫描显像（SPEC、PET），以及非电离辐射的 MRI、超声成像（实时灰阶 B 超和彩色多普勒成像）等各种医学成像技术彼此互补又相互交融，形成了可充分发挥综合诊断优势的大影像医学。需说明的是，MRI 虽为非电离辐射源成像方法，但是由于其技术特征接近放射学成像，所以联合国原子辐射效应科学委员会（United Nations Scientific Committee on the Effects of Atomic Radiation，UNSCEAR）在统计放射学数据时，也将 MRI 设备数及其应用频率等归入放射学栏目下。此外，医院行政编制、相关的权威性学术团体及书刊等均将 MRI 界定在放射学范畴内。

但是，一个重要的事实是：由于历史原因，我国医学影像学（含 X 线摄影、CT、MRI、介入等）中，超声及核医学虽同属医学影像范畴，但目前尚处于"分隔"状态，这是与国际现状不相适应之处。有识之士刘玉清先生等均曾敏锐地提出现代医学影像学应为"大影像"的概念。期盼学界同道共同努力，得以早日付诸实施，使医学影像学成为临床医学新技术发展的重要公共学科平台，从而在人群健康保障及疾病治疗中起到日益重要的作用。

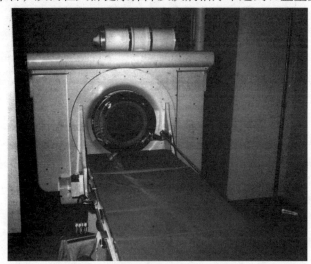

图 1 - 1　1972 年世界第一台 CT 扫描机

三、放射影像技术发展的时序

放射影像技术是一门设备从属型学科，因此从影像设备的发展时序中可以反映出学科的发展（图 1 - 2）。

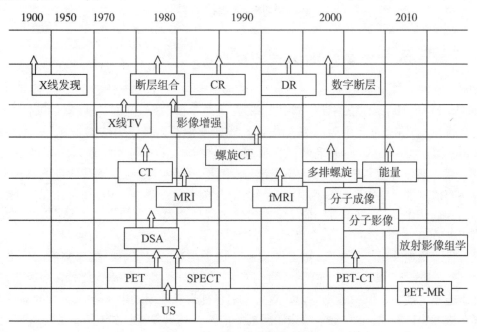

图 1 - 2　医学成像发展时序图

X 线的发现及其特性给人们巨大的吸引力，致使该项研究迅速普及全世界。在伦琴发现 X 线之后不久，X 线成像的一些改进型的基本设备就不断涌现。从 20 世纪 30 年代起，X 线成像技术的发展主要表现在部件方面，而非 X 线机成像系统的整体。第二次世界大战以后，成像技术进入一个新时期，各种新型的诊断系统相继出现，并应用于解剖学研究和诊断疾病。这些诊断系统的研制涉及多门学科，包括物理学、化学、医学、电子学和计算机科学等，其中大部分成像技术是当代高科技的结晶。

上述诊断系统革命性变化的起点是核医学和医用超声技术，它们打破了以往的成像局限性并提供了无创伤地显示疾病的新手段。20 世纪 70 年代初，随着 CT 的问世，医学成像技术更呈现出崭新的面貌。借助 CT 技术所获得的三维可视化图像信息甚至可与手术解剖标本相媲美。这是自 1895 年伦琴发现 X 线以来，在放射影像学诊断学上最重大的成就。由此，两位有突出贡献的学者：美国物理学家科马克（Allan MacLeod Cormack）和英国工程师豪斯费尔德（Godfrey Newbold Hounsfield），荣获 1979 年度诺贝尔生理学或医学奖。

继 X 线、CT 之后，出现了利用核磁共振原理成像的装置，称为磁共振成像（MRI）系统。1978 年，MRI 的质量已达到早期 X 线、CT 的水平，1981 年获得全身扫描图像。目前，该项技术仍处于积极发展阶段。MRI 进行分子结构的微观分析，有助于对肿瘤进行超早期诊断。MRI 进入临床应用被视为科学理论上升到实际应用的典范，因此在 MRI 领域做出杰出贡献的诺贝尔奖获得者多达 6 位。至今，MRI 已成为临床医学及相关学科不可或缺的重要技术手段。

目前，医学成像技术仍处在不断发展之中，其任务是：一方面要努力改进前述各种系统的性能；另一方面则应探索新的成像技术。

（甘　甜）

第二节　我国放射影像技术的发展

一、我国放射影像技术发展的早期实施

1898 年，在山东登州（现蓬莱市）美国北长老会所办学校任教的美国传教士赫士（Watson Mcmillen Hayes）曾编译一本中文讲义：《光学揭要》（美籍人士傅兰雅译，上海美体书店出版）。该讲义第 2 版时已编入关于 X 线的知识，当时译为"然根光"。在注释中，赫士写道："虽名为光，亦关乎电，终难知其属何类，以其与光略近，故权名为之光。"1899 年，美国科学家莫尔顿等编著《X – Ray》专著，1899 年由国人王季烈将美籍科学家傅兰雅口述的该书翻译成中文，由江南制造局出版（全书共 4 卷，计 101 页，插图 91 帧），书名被译为《通物电光》。书中有一段文字专门叙述"通物电光"的命名由来："爱克司即华文代表式中所用之'天'字也，今用'天光'二字，文义太晦，故译时改名通物电光。"由此可见，我国早期并无"X 光"，更无"X 线"这个名词。因明清时期撰文不用外文字母，而用 10 个"天干"，12 个"地支"，再加上"天""地""人"等作为代号。当时虽然对 X 线的性质还知之甚少，但"通物电光"这一译名已能形象地反映出 X 线所具有的穿透特性。莫尔顿在该书中还写道："格致家尚未查得通物电光由何处发起。如有人能查得此光之性情与根源，而有一定之根据，则可为大有名望之格致家。"〔我国原先曾将"science（科学）"

一词译为"格致"]。我国第一本放射学专著为苏达立（Stephen Douglas Sturtan）和傅维德合编的《X光线引偕》，由中华医学会出版。该书于1949年由杭州新医书局再版，改名为《X光学手册》，作者改为苏达立及徐行敏。1951年，时任美国柯达公司高级职员的沈昌培翻译了《X光摄影纲要》（The Fundamentals of Radiography），由美国柯达公司印刷发行。该书所述及的许多基本原理及图解被沿用至今。

国人最早接受X线检查者为近代史上权倾一时的李鸿章（1823—1901）。当时李鸿章在德国柏林逗留，有机会进行此新方法检查，时距X线发现仅半年。与其他先进设备的引进一样，先有知识的传入而实际应用却较迟。X线设备的引进，最早在1911年由英籍医师肯特（H. B. Kent）的患者捐赠给创立于1892年的河北省中华医院（现开滦医院）一架小型X线机，其X线管为冷阴极式三极管，高压裸露。此为在我国第一台临床应用的X线机。稍后，广州博济医院（现广州中山大学附属第二医院）也引进X线机一台（图1-3）。1914年，汉口天主堂医院（现武汉市中心医院）购置Fisher 30mA X线机一台，据称该机曾使用长达近百年。史载1915年霍奇斯（Paul C. Hodges，时在上海哈佛医学院教授生理学）在参观上海医学院红十字会医院（现复旦大学附属华山医院）时发现有一台德国造Snook Roentgen X线机损坏，霍奇斯主动与德国西门子电机工程师施密特（Herr Schmidt）联系，请求协助维修。可见这台X线机1915年前已在该院使用。1917年，浙江省甬江吴莲艇先生建议浙江省慈溪保黎医院（现宁波市第四人民医院）董事会购买X线机，经过一年多的劝募集资，以4 369枚银圆向美国慎昌洋行购买X线机一台，1919年在宁波保黎医院正式启用。

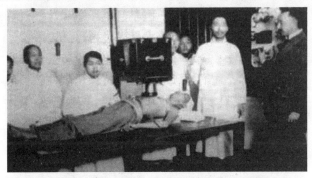

图1-3 广州博济医院引进的X线机

二、我国早期 X 线知识的传播及设备的引进与制造

由于早年上海为我国主要的医疗器械工业基地之一，在新产品的研发方面，上海放射学界密切配合高等院校及工厂做了大量的临床应用试验乃至直接参与研究工作。我国自制X线检查用器材设备的试制及生产多在20世纪50年代。1951年起，华东工业部器械二厂（上海精密医疗器械厂前身）闻尧、严家莹等首先试制成功200mA四管全波整流型X线机。1953年以"建设牌"命名，批量生产。同期，杨午、王佳雨等也在沈阳市医药公司工厂试制成功200mA X线机。此前，我国大量应用的是第二次世界大战后由联合国救济总署赠送的Keleket及Philips 200mA X线机。1954年，在物理学家沈尚贤、周同庆（原为上海交通大学物理教授，中华人民共和国成立后高校院系调整，所在院系并入复旦大学）指导下，上海复旦大学试制成功固定阳极X线管。1954年，上海精密医疗器械厂先后试制成功钨酸

钙增感屏、透视用荧光屏、高压电缆、毫安秒表等 X 线机配套用品。1958 年，X 线摄影用胶片由上海感光胶片厂首先研制成功并投入批量生产。X 线照片冲洗加工用显、定影药于 1954 年由上海冠龙照相器材商店配制成干粉包装出售，使 X 线照片的冲洗得以规范化。20 世纪 60 年代，旋转阳极 X 线管由上海医疗器械九厂李祖根等试制成功。

1978 年，上海医疗器械研究所与有关工厂、医院合作，研制成稀土材料增感屏，当时与先进国家的差距不大，美国《纽约时报》等国外报刊曾予以报道。"第一届全国稀土会议"期间，时任国务院副总理兼国家科委主任的方毅听取课题组代表曹厚德的汇报。在第一届全国科技大会上参与该项目的曹厚德、陈星荣等获重大科技成果合作奖。1973 年，徐开垫等与有关研究单位合作，试制成功钼靶乳腺摄影 X – 线机。1983 年，第一台颅脑 CT 装置由上海医疗器械研究所等试制成功。曹厚德作为第一例志愿者接受长达 200s 的扫描检查（图 1 – 4）。1995 年，第一台国产多功能数字化 X 线机在朱大成教授建议下，由中科集团试制成功并在上海投入临床应用。此后，DSA、MRI 等大型精密影像设备相继试制成功。同期，国产胆系造影剂（胆影葡胺）由上海淮海制药厂史玉亭工程师等研制成功，主持临床应用试验项目的上海华山医院陈星荣成为第一例试用者。

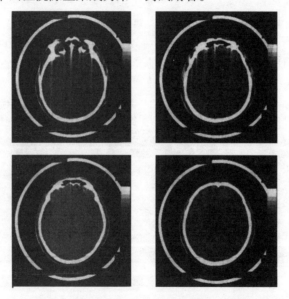

图 1 –4　国产第一台 CT 所拍摄的首例头颅影像

（受检志愿者为参与临床试用的曹厚德）

三、早年从事 X 线工作的技术人员及有关研究

1911 年，在开滦中华医院最初由英籍医师肯特操作 X 线机，并培训两名助手。由肯特担任诊断工作，助手负责摄片及冲洗工作。在此阶段，从事 X 线工作的人员都非专职，诊断工作由临床医师兼任，技术工作则由药房调剂人员或化验人员等兼任。1925 年，肯特病故于唐山后，由外科医师马永乾兼做 X 线诊断。1930 年前后，药房司药李绍棠兼任摄片工作。李绍棠曾将增感暗盒放于冰箱使温度降低以提高增感屏的增感效率，可减低摄影时的管电压，相对地提高了小型 X 线机的使用效率。这一使用经验撰文发表于英文版《中华医学杂志》上（Coldscreening in low power radiography. Chinese M. J, 1938, 54：73），此文应为可

追溯的最早由技术人员撰写并正式作为文献发表的文章。此外，1936 年我国放射学主要奠基人之一谢志光教授倡用髋关节侧位摄影方法（Posterior dislocation of hip. Radiology，1936，27：450-455），被国际专业教科书称为"谢氏位"，并沿用至今。

我国最早的技术专业教育首推"北京大学医学院附设的放射技术班"，该班由我国放射物理学、放射技术学的奠基人徐海超、陈玉人等负责教学工作。当年的多位学员如史元明、杨午等后来均在放射专业的不同岗位上取得了卓越成就。

1944 年，我国生物医学工程学的奠基人蒋大宗先生时在西南联合大学工学院就读。因抗日战争的需要投笔从戎，先后在军队中担任译员、电信工程师、X 线技术员等工作。当时虽为战地医院，但器材、设备、人员培训及运作方式均由美国方面提供及主持。实际上蒋大宗先生应为我国最早经过规范化培训及操作训练的 X 线技术员。

四、我国放射诊断技术的发展阶段

我国放射诊断技术的发展大致可归纳为四个阶段（表1-1）。

表1-1 我国放射影像技术发展时序

年代	发展阶段	特征
20 世纪 40 年代前	一般放射学阶段	临床、放射不分、医技不分
20 世纪 40—70 年代	一般放射诊断学发展至专业放射诊断学	胸部诊断、心血管诊断、腹部诊断、骨关节诊断、神经诊断、儿科诊断等若干专业
20 世纪 70 年代后至 80 年代中初期	形成"现代医学影像学"并开展介入放射学	CT、MRI、DSA 相继应用于临床医学
20 世纪 90 年代初至今	基本形成融合诊断、治疗于一体的现代医学影像学体系	医学影像学仍在快速发展中，与信息技术形成良好的双向驱动

注：现代影像学是与传统放射学相对应的概念。传统放射学是自伦琴发现 X 线并应用于临床开始，直至 20 世纪 70 年代末。CT 等数字化成像设备进入临床使用，成为现代影像学的发端。

（1）由于历史条件的限制，早年从事放射技术工作的人员作为医师的助手，都以单纯的 X 线摄影、X 线照片冲洗等技术操作为主。又由于外语水平及知识结构方面的原因，大多数技术人员尚缺乏独立进行科研及总结经验成文的能力。因此，除我国放射学主要奠基人谢志光 1936 年总结实践经验，倡用"谢氏位"拍摄髋关节后脱位，国际上一直沿用至今外，其他较少建树。设备的安装、检修都依靠外籍工程师。在人员培养方面，虽然 20 世纪 50 年代起有影像技术中等专科学校，但多数仍以"带徒"方式进行。综观本阶段的技术人员队伍，应该是属于"经验型"的。

（2）20 世纪 70 年代起，放射诊断技术工作除继续探索摄影方法的改进及其他操作性技术的改进外，开始应用信息论、通信工程学技术及相关学科的成就，对图像质量进行定量评价及对成像过程进行定量解析，使图像质量得以大幅度提高。当时，增感屏、胶片及冲洗加工技术、图像质量评价等成为影像技术学中发展较快、科技含量较高的重要内容。有鉴于此，我国影像技术学主要奠基人之一的邹仲教授及陈星荣教授等在"中华医学会上海放射学会"与有关工厂联合举办"X 线胶片、增感屏应用技术培训班"共 23 期（业界精英燕树林等来自全国各地的技术骨干约 700 多名同道均曾参加过此学习班），期间多次改编教材，为我国影像技术的发展做出了贡献。1981 年 11 月，在郑州召开的全国第三届放射学术会议上，北京、上海、山东的代表宣读了用"调制传递函数"（modulation transfer function，MTF）的概念及测试方法等评价图像质量的论文，填补了我国在 X 线成像原理及对图像质量进行客观评价这一重要课题的空白。1983 年 6 月，中华医学会放射学会在天津召开了首次技术学专题的全国性学术会议，近 400 名放射技术工作者参加了会议并宣读论文。论文内容除包括 X 线摄影、物理原理等外，还包括自动化冲洗技术、新型成像器材及 CT、MRI 等新技术。

此外，20 世纪 70 年代引进批量 1 000mA、自动化程度较高的 X 线设备，如心血管造影机、脉冲式 X 线电影摄影等，同时国内 X 线设备的生产制造也有较大的发展，在这种情况下，放射技术人员中的一部分转向从事放射工程技术工作。由于当时大部分人员的学历层次及知识结构存在较普遍的欠缺，所以大多数仅限于一般性的保养维修等，能独立担任大型设备的安装、调试者为数不多。

全国性学术会议的召开，标志着我国放射技术学界已具有独立进行学术活动的能力。我国学者的多次出访及接待外国学者的来访，说明放射技术界的国际交流也已开始。综观本阶段放射技术人员队伍，应该是由"经验型"向"科学型"过渡。

（3）20 世纪 90 年代起，大量新型的医学影像设备投入临床使用，我国放射技术学从单纯的传统放射技术学发展到医学影像技术学。因此，不论从工作内涵，还是技术人员的队伍结构，均有很大的变化。放射技术人员的基本技能从以 X 线摄影为主扩展到计算机技术、大型高科技影像设备的操作与维护、参与介入放射学的技术性操作等，使技术人员队伍的构成也有很大的变化。具有高学历的人员及经国外进修、培训或接受正规高等教育的人员比例不断增加。

1991 年，中华医学会放射学会与《中华放射学杂志》编辑部多次合作，成功举办了全国性放射技术质量保证（quality assurance，QA）、质量控制（quality control，QC）专题研讨会及学习班，推动了全国性协作网点的建立，使 QA、QC 工作得以在全国广泛开展。1993 年，世界卫生组织指派英国纽卡斯尔（Newcastle）总医院医学物理学家福克纳（Keith Faulkner）博士来华考察质量管理实施情况。陈星荣、曹厚德、冯晓源受命接待，并指派冯晓源去日本考察该国的质量管理实施状况。上述工作不但使我国的放射技术管理工作向先进国家靠拢，同时为我国技术人员队伍向科学型转化起到了很大的推动作用。

五、现代医学影像技术学体系的建立

回顾伦琴发现 X 线，使用的是含气阴极线管和发生脉冲高电压的感应线圈，实验的原先目的是观察稀薄空气中的放电现象，却偶然间发现了可穿透物体的不明射线，虽然那时产生的 X 线能级和能量都很低，使用的器材也很原始，如果没有冷静的头脑和认真的科学态度，微弱的荧光很容易被忽略，尽管此类实验已有很多科学家进行过，但是当伦琴照出手指骨骼后，立即联想到在医学方面的应用前途，这也是将基础理论研究成果转化为应用科技并上升为理论的范例，值得后人效仿。

经过一百多年的发展，今天影像技术的目的不仅仅是解决具体的问题，而应同时研究事物的内在规律，并具有上升为理论层面的研究，从而形成学术相对独立、理论相对完整的科学分支，使现有的技术组合成为科学体系。因此，它既可作为学术分类的名称，又是科目设置的基础。其包含三个要件：①构成学术体系的各个分支；②在一定研究领域内生成专门知识；③有专门从事学科工作实践、科研的团队。并将围绕专业知识进行创造、传递、融合与开发新的应用。此外，由于影像设备、技术与信息科学的深度交会，专业人员的知识结构必须做相应的调整并与相关专业人士共同探索。

设想如果外科学只停留在解决疾病手术过程操作和技术的研究，而不是研究整个诊疗过程的客观规律，不上升到理论的研究，外科也将沦为简单的技术，外科医师就只能成为掌握技术的工匠。同理，影像技术人员如果始终停留在技术操作的层面，而不潜心研究使之成为系统理论，则无异于"拍照师傅"。

在我国，医学一向划归"自然科学"之列，似乎是没有疑义的。它和物理学、天文学等属同类。证诸现代医学中大量的现代化仪器及先进的检测手段，更进一步说明这一事实。但是，在西方，医学并不被列入"科学"之列。在他们习惯的语境中，所谓科学严格是指"精密科学"——即可以用数学工具精确描述其规律的学问，比如天文学、物理学。所以，西方人常将"科学""数学""医学"三者并列。因为现代医学至今仍然不是一门"精密科学"，尽管它已经使用了大量精密仪器和器械（至于数学不被归入"科学"，那是因为它本身是不和自然界打交道的）。

此外，一个重要的事实是，影像技术学虽归入医学门类，但其成像原理等均脱离不了物理基础及数学工具。因此，现代影像技术将不断引入理工学信息学等相关学科的知识而形成新的、相对完整的学科体系。证诸学科的本质是知识的"分类"。影像技术的学科化即为此前积累的影像技术知识的条理化和系统化。它是一种"范式"，是某特定历史阶段中，本专业人员所共同分享的信念、价值、技术等诸元素的集合。但这种范式与其他任何事物一样，不是永恒不变的。在依托互联网平台的态势下，影像技术学必将走向更进一步的智能化、网络化和全球化。传统的认知结构和知识体系必将不断地被迭代更新。

六、现代医学影像技术理论实践与创新

现代影像技术学的发展有赖于理论的形成、提升与实践的创新。著名物理学家钱伟长先生年轻时留学加拿大多伦多大学，曾师从当时应用数学的倡导者辛琪教授。在钱先生《八十自述》一书中，专门介绍了辛琪教授关于"屠夫"与"刀匠"的思想："为了解决一个实际问题，有时不惜跳进数学这个海洋来寻找合适的工具，甚至创造新工具。但我们是以解决实际问题为己任的，因此应该是解决实际问题的'屠夫'，而不是制刀的'刀匠'，更不是一辈子欣赏自己制造的刀多锋利而不去解决实际问题的刀匠。"辛琪教授这种勇于探索和注重实践的科学精神和方法使钱伟长先生受用一辈子。上海图书馆中国文化名人手稿馆中陈列着陶行知先生的手迹："用书如用刀，不快自须磨，呆磨不切菜，何以见婆婆。"陶行知先生所见与辛琪教授的"屠夫刀匠"论何其相似。在影像技术学的书刊甚至教科书中，常可见到过于烦冗的数学计算及公式推导，而缺少与实践的密切结合。诚然，精确是数学的一大特点，但在影像技术的实践中，许多事实及过程远比数学分析及微分方程复杂得多。例如，研究 X 线束射入人体后的情况，不仅因为光子数目众多，而且以高速运动，还不断因碰撞而改变方向，这么多未知量的微分方程是无法一一求解的。又例如，透过人体后的 X 线束射入增感屏、CR 的成像板或影像增强器的输入屏时，在微观上同样会发生各种不同的情景，影像技术关心的仅为大量光子运动的总和，如感光效应及信息细节的传递等。因此一

般专业技术书刊应尽量避免烦琐冗长的数学推导，而尽量用物理概念来表达。此外，正如控制论创始人维纳（Norbert Wiener）曾说过："人具有运用界线不明确的概念的能力。"爱因斯坦（Albert Einstein）也曾经指出："关于现实的数学定理是不确定的，而确定的数学定理并不能描述现实（Sofar as the laws of mathematics refer to reality, they are not certain and so far as they are certain, they do not refer to reality）。"影像技术中极其复杂并千变万化的"亦此亦彼"事物，处于差异中介过渡状态的模糊现象广泛且大量存在着。而由这种"亦此亦彼"所造成的识别和判断过程中的不确定性就是模糊性。在影像技术学范围内，模糊性同样是思维和客观事物普遍具有的属性之一。我国先哲老子也曾有"模糊兮，精确所依；精确兮，模糊所伏"之论述，所以影像技术学及其操作技术作为数学计算、推理及经验的结合体，实际上是一项体力与脑力相统一、抽象思维与形象思维相结合的实用技术。技术人员在操作中虽然主要与机器中的显示屏、操作钮、鼠标及键盘等打交道，但总离不开书本上所学的概念、数据、理论及公式。因此，只有在理论指导下的操作及操作中不断总结并使之上升的理论，才有可能使学科得到创新与发展。因为创新必须在知识量（包括理论与实践）积累的基础上加以深入开挖，才有可能做出源头创新。

回顾我国放射学的发展史，凡在各个不同历史时期取得成就者，大多是在当时历史条件下自觉或不自觉地认识和掌握了该领域事物发展规律的，具有敏锐思想及有较高人文素质的人。因此前人可供借鉴的应包括科学知识、科学方法、科学态度和科学精神四个层面。这些涉及人文方面素质的提高，无疑是影像技术专业人士在自身发展中不可或缺的部分。所以必须在提高专业素质的同时，使人文素质得到同步提高。

七、影像技术人员的发展空间

现代医学影像技术学已整合了其他新兴学科的知识而形成一门完整的独立学科。随着学科的发展，从业人员发展空间由 h 形发展到 H 形（图 1 - 5）。所谓 h 形者，发展到一定程度会"封顶"（许多从业多年或较优秀的技术人员改行从事诊断或安装维修工程工作）。自从成为一门自成体系的学科，影像技术学成为与影像诊断学平行的两种序列发展的学科。

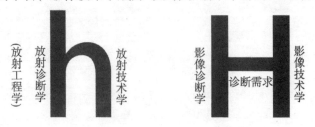

图 1 - 5　影像技术人员发展空间示意

由于影像技术必须与临床诊断需要相结合，所以这平行的两竖之间还必须有一横杆，于是就成了"H"。切望影像技术界同道不断加强新的理论学习与不断实践。在影像技术学发展新的历史阶段中，奋发自强。在影像诊断学专家的指导、合作下，更好地为影像学发展做出无愧于时代的贡献。

八、构建影像技术人员的知识体系

影像技术学的发展有赖于从业人员具有较高的专业素质，这是毋庸置疑的。专业素质的养成，最重要的首推知识体系的建立。当今由于应对各种考试的需要，"考题解""上岗考试指南"一类技术书刊受到青睐。显然，这些"碎片化"的知识是不利于知识体系建立的。

（一）碎片化知识的弊端

（1）为了"易习易得"，通常为降低"知识成本"，将复杂的事物简单化，只重表面而不涉及深奥的原理及相关事物间的内在逻辑联系。

（2）这些事实的集合缺乏事理的推演过程。

（3）将多途径的解决方法简化为单一途径，不仅不够严谨，更缺乏前瞻性。

（4）用孤立的知识点看问题，无助于思维能力的提升。

（二）影像技术学知识与知识体系

"知识"应由两部分组成；一是"事实"（或"观念"）；二是"联系"。事实即一个个不相关联的点，联系则是将点连成线，两者所构成的网络即知识结构。

了解"事实"决定知识的广度，建立"联系"决定知识的深度。如果了解事物之间的联系，即使只知 A、B、C，也可以根据这三者的内在逻辑，得出 D、E 甚至 F，这个过程即思考。但如果不了解其间的内在逻辑联系，即使知道 A、B、C、D、E，也是无法得出 F 的。因为不知道需要将它们归纳在一起，更不知道归纳在一起后能够呈现出怎样的内在逻辑关系。

这是碎片化知识的弊端。当接收碎片信息时，实际上仅仅是在扩充"事实"，并没有增加"联系"。长此以往，会使知识结构变成一张"浮点图（散点图）"：孤零零的知识点漂浮在各个位置，却缺乏将其有序串联起来的网络。这个网络就是知识体系。

（三）影像技术学知识体系的建立

1. 建立个人的知识体系　经常将已经掌握的影像技术学知识进行梳理。换言之，以已经掌握的知识点及其对影像技术中其他事物的影响进行梳理，构建起个人的知识网络。

2. 寻找知识网络的相关点　在日常工作、学习中，敏锐地对个人感兴趣并尚未进行深入了解和探索的新知识点特别关注。在接触这些相关的新知识时，更加深入地进行学习与研究以延展知识网络。

3. 保持对新知识点的敏感性　当接触到一个新的知识点时，先考虑如何将其纳入知识体系。换言之，将其与已知的知识联系，明确两者的关联途径，以拓展知识网络。此外，很重要的是要不断地检验并输出自己的知识（如讲课、撰写文章等）。只有能输出的知识，才是真正属于自己的知识。

九、重视影像技术人员的工作

在影像科室的医、教、研活动中，参与者有医师、技术人员和护理人员等，这是一个完整的体系。如果构成这个体系的成员都能各司其职，整个系统就能高效运行，并获得良好的"产出"。上述人员在系统中所起的作用不一，这是不争的事实。但是，如果片面地将技术人员的工作视为重复性劳动，创造性低，稍加培训即可"上手"等，显然是有失偏颇的。现代影像设备的高科技含量，要求从业人员具有较高的学识水平及娴熟的操作技术。先进的影像设备进入医疗单位即改变其影像产品的属性而成为一种工具。显然，工具的有效运用对于学科的发展是至关重要的。此外，先进工具的引进也带来新的思想、概念和程序，必然促进学科的发展。证诸，有些专家主要依靠研究生完成课题，这完全无可厚非。但是，一旦研究生毕业，无异于技术中断，而一位敬业的技术人员对科室的工作具有持续的支撑作用及形成技术特色的积累作用。据此，尊重影像技术，尊重影像技术人员的工作实为明智之举。

十、现代影像技术学专业名词的规范化

现代医学影像技术学作为一门年轻的学科分支，源于传统放射技术学，但两者的技术方法完全不同。此外，前者也是医学领域中发展速度最快的分支之一，学科知识更新周期短，随着学科的发展，新的思想、概念及技术方法被大量引入。因此有些词汇的含义会被扬弃、泛化及限定。影像技术学的专业名词也随之在动态发展中。举例而言：

（一）专业名词的改变

在传统放射学中，将增加人工对比的物质称为造影剂，在 CT、MRI 等成像技术应用以来，对比材料已可用于进一步使特定的器官、组织病变的对比增强。所以名称改用"对比剂"更能反映其内涵。

（二）专业名词的规范化

关于在影像技术学中应用较广的"分辨力"和"分辨率"等专业名词，也存在统一问题。在《英汉辞海》（王同忆主编，国防工业出版社）中，英文单词 resolution factor，注释为：分辨率。《汉英大辞典》（上海交通大学出版社）中，将分辨力注释为 resolution，而将分辨率注释为 resolution rate。据此，分辨率一般是一个比值，是无量纲的。但是也有个别辞典上将英文单词 resolution 的含义同时注释成"分辨力"与"分辨率"。此外，在一些学术期刊中以及互联网上检索，"分辨力"与"分辨率"的用法及定义也是众说不一。同样，在影像技术学中混用的情况也十分普遍。为使专业名词的应用规范化，本书中采用"分辨力"作为表征图像细节的名词。其理由为：学术著作也应以国家标准采用的名词为准。因为国家标准是在全国范围内统一使用的技术文件。从目前查到的标准来看，在不同的技术标准中，"分辨力"与"分辨率"的名词也不统一。在这种情况下，应视标准的级别为准。因为国家标准分为强制性国标（GB）与推荐性国标（GB/T）。目前，采用"分辨率"的标准 GB/T 19953—2005《数码照相机分辨率的测量》属于推荐使用，而采用"分辨力"的标准 GB 50464—2008《视频显示系统工程技术规范》以及 GJB 2715A—2009《军事计量通用术语》则为强制执行标准。此外，近期颁布的标准几乎都采用"分辨力"这一名词。据此，本书中概以"分辨力"表述。

（三）专业名词的规范化是一项重要的系统工程

关于放射学专业名词的规范化问题，1998 年北美放射学会（Radiological Society of North America，RSNA）曾将其列为重点工作之一。中华医学会临床工程学会也将建立标准术语数据库列为重点工作，可见此项工作的重要性。目前专业书刊中的表述不尽规范之处应随着学科的发展而随时修正。

（四）专业名词的缩略应用

专业名词的正确缩略应用有利于日常应用与交流。以头部体位操作的定位线（面）为例，1962 年《X 线检查技术》（上海科学技术出版社）出版前，国内半个多世纪的影像学著作均用全称表示（表 1-2），实践证实，正确使用缩略词是十分有效的。迄今，国内著

作无一例外地普遍采用《X线检查技术》推荐的缩略词。

表1-2 专业名词的缩略应用

序号	1962年前沿用的名称	《X线检查技术》创用名词
1	外耳孔-眉间连线	听眉线
2	外耳孔-外眦角连线	听眦线
3	外耳孔-眼眶下缘连线	听眶线
4	外耳孔-鼻下缘连线	听鼻线
5	外耳孔-口角连线	听口线

十一、影像技术学发展的趋势

(一) 由组织器官影像向分子影像发展

现代医学影像设备及技术的发展将由最初的形态学观察发展到携带有人体生理功能信息的综合分析。通过发展新的工具、试剂及方法，探查疾病发展过程中细胞和分子水平的异常。这将为探索疾病的发生、发展和转归，评价药物疗效以及分子水平治疗等开启崭新的领域。同时，由于对比剂是影像诊断检查和介入治疗时所必需的药品，未来将有针对特定基因表达、特定代谢过程、特殊生理功能的多种新型对比剂逐步问世。

(二) 多模态融合技术使诊治一体化

医学图像所提供的信息可分为解剖结构图像（如CT、MRI、B超等）和功能图像（如SPECT、PET等）。成像原理不同所成图像信息均有一定的局限性，使得单独使用某一类图像的效果并不理想。因此，研制新的图像融合设备和新的影像处理方法，将成为医学影像学发展的方向。此外，计算机手术仿真或治疗计划等技术方法的不断改进，使之更有利于临床医学的发展。同时，包含两种以上影像学技术的新型医学影像学设备（如DSA-CT、PET-CT、PET-MRI等）将发挥更大的作用，诊断与治疗一体化将使多种疾病的诊断更及时、准确，治疗效果更佳。

(三) 辅助3D打印及手术导航

随着三维打印（three-dimensional printing，3D打印）技术与医学影像建模、仿真技术的不断结合，3D打印技术在医疗领域展现出广泛的应用前景。3D打印自诞生开始逐步渗透到生物医学的多个领域，比如骨外科、颌面外科、整形外科、组织生物工程以及生物医药等，3D打印技术是数字化医学发展进程中的重要环节。它通过X线、CT及MRI获得的医学数字影像和通信（digital imaging and communications in medicine，DICOM）数据转换成3D打印机的数据，快速、准确地制成医疗模型，在进行复杂手术前通过医疗模型模拟手术，使得手术医师能够充分做好手术前的规划和方案设计，提高手术成功率，甚至通过3D打印制造人工器官及组织。目前，3D CT 导航电视胸腔镜下肺结节切除术及3D 打印导航下的心外科手术等已成功应用于临床。以小儿先天性心脏病为例，利用计算机重建技术3D 构建患者心脏的解剖模型，可以更加直观地了解个体化心血管解剖学结构，特别是复杂先天性心脏病患者的个体化情况，使手术医师更精确掌握心脏缺陷的形态、大小、位置、程度以及周边组织的结构，同时可以对心脏功能进行深入分析（图1-6）。弥补了常规影像检查的局限性，更改变了以往复杂心脏手术操作仅靠主刀医师的经验和临场判断的现状。

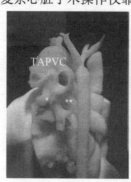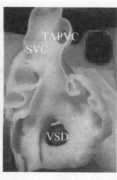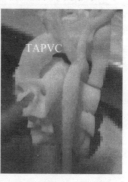

图1-6　小儿心脏先天性畸形手术前的三维建模

（四）小型化和网络化

小型化和网络化新技术的发展使医学影像设备向移动化诊断转变，小型简便的床边 X 线摄影机甚至移动式 CT 将为重症监护、术中检查、预防保健等提供快速、准确、可靠的影像学信息，提高医师对患者诊断的及时性和针对性。同时，网络化也将加快成像过程、缩短诊断时间，有利于医学图像的保存和传输。通过影像网络化实现现代医学影像学的基本理念，达到人力资源、物质资源和智力资源的高度统一和共享。

（甘　甜）

第二章　影像学检查体位操作基本知识及技术要点

在医学影像技术中，X线摄影、CT、MRI均需对受检者进行体位操作，使受检部位显示的图像符合检查要求。体位操作俗称"摆位"（positioning）。体位操作与体位设计并非同一概念，后者是为充分显示该部位的解剖结构或病变而预先制订的方案，前者则为具体的操作，两者不能混淆。影像学检查的体位设计及体位操作方法是长期医疗实践中积累的经验。

说明：本书中涉及影像学检查的体位操作图片均为示意图，未加入必要的防护措施。此外，照片中的受检者，在征得其本人或监护人的同意后，未进行面部虚化处理。

第一节　常用基本术语

一、方位术语

按照人体解剖学姿势规定的方位名词，可以准确地描述人体各部位的相互位置关系。这些名词都相应成对。

（一）用于器官或结构的描述

1. 上（superior）/下（inferior）　描述器官或结构距颅顶或足底的相对远近关系的名词。按照解剖学姿势，较近颅的为上，较近足的为下。如眼位于鼻的上方，而口则位于鼻的下方。借鉴比较解剖学也可用颅侧（cranial）和尾侧（caudal）作为对应名词。特别在描述乳腺摄影的体位名称和脑时，常用颅侧和尾侧代替上和下。

2. 前（anterior）（腹侧，ventral）/后（posterior）（背侧，dorsal）　指距身体前、后面相对远近关系的名词。凡距身体腹面近者为前，距背面近者为后。

3. 内侧（medial）/外侧（lateral）　描述人体各局部或器官和结构与人体正中面相对距离关系的名词。如眼位于鼻的外侧，而在耳的内侧。

4. 内（internal）/外（external）　表示与体腔或有腔隙器官的空腔相互位置关系的名词，近内腔者为内，远内腔者为外，应注意与内侧和外侧的区别。

5. 浅（superficial）/深（profundal）　指与皮肤表面的相对距离关系的名词，即离皮肤近者为浅，离皮肤远而距人体内部中心近者为深。

（二）用于四肢的描述

1. 近侧（proximal）/远侧（distal）　指距肢体根部相对近远。

2. 尺侧（ulnar）/桡侧（radialis）　以前臂相应骨骼的方位描述。

3. 胫侧（tibial）/腓侧（fibular）　以小腿相应骨骼的方位描述。

4. 其他 左（left）右（right），垂直（vertical）/水平（horizontal），中央（central）等则与一般的方位概念相同。

二、轴、面及定位线的描述

（一）轴的描述

为了分析关节的运动，可在解剖姿势条件下，做出相互垂直的三个轴。

1. 垂直轴 为上下方向垂直于水平面，与人体长轴平行的轴。

2. 矢状轴 为前后方向与水平面平行，与人体长轴相垂直的轴。

3. 冠状轴 或称额状轴，为左右方向与水平面平行，与垂直轴和矢状轴相垂直的轴。

（二）面的描述

人体或其任一局部均可在标准姿势下做互相垂直的三个切面（图2－1）。

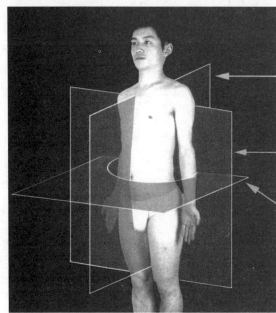

矢状面(sagittal plane)
[正中矢状面(midsagittal plane)
或正中面(median plane)]

冠状面(coronal plane)
[正中冠状面(midcoronal plane)
或额状面(frontal plane)]

水平面(horizontal plane)
[横切面(transverse plane)]

图2－1 人体各平面示意

1. 矢状面 即按前后方向，将人体分成左右两部的纵切面，此切面与地平面垂直。通过人体正中的矢状面为正中矢状面，将人体分为左右相等的两半。

2. 冠（额）状面 即按左右方向，将人体分成前后两部的纵切面，此面与水平面及矢状面相垂直。

3. 水平面 或称横切面，即与水平面平行，与矢状面及冠状面相垂直的面，将人体分为上下两部分。

在描述器官的切面时，则以其自身的长轴为准，与其长轴平行的切面称纵切面，与长轴垂直的切面称横切面，而不用上述三个面。

在实践中，听眦平面的使用最为方便，所以本书一般使用该平面。而且，使用人类学平面和听眦平面差别不大。

（三）头部标准平面的描述

1. 矢状面或正中面　如图 2 - 2 所示，矢状面指头颅中任何一个前后垂直的平面。正中面为头颅正中的一个矢状面，以正中面能将头颅分为均等的两半。此平面在头颅摄影中非常重要，头颅前后位或后前位摄影时必须与成像件垂直；头颅侧位摄影时，必须与成像件平行。

2. 人类学平面　如图 2 - 3 所示，该平面由两侧人类学基线组成。

3. 听眦平面、如图 2 - 4 所示，该平面由两侧听眦线组成。

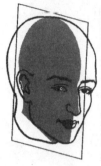
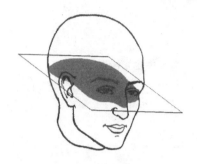
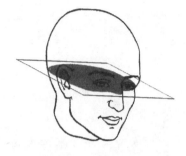

图 2 - 2　矢状面　　　　图 2 - 3　人类学平面　　　　图 2 - 4　听眦平面

（四）头部影像学检查的定位线

头部的解剖结构纤细、复杂，各结构互相重叠，影像学检查的精度要求也较高。体位操作不当或中心线的投射角度不正确，就会影响显示。充分运用各种定位线可使体位操作规范化。本书中所用定位线的缩略术语为某学者 1962 年创用（见《X 线检查技术》，上海科学技术出版社，1962 年版），至今为国内影像学书刊的通用名词。

1. 瞳间线　为左右瞳孔间的连线，在实际应用时可依左、右外眦角连线作标准。头颅侧位摄影时，此线必须与成像件垂直。

2. 听眦线　为外耳孔与外眦角的连线，此线为 X 线摄影学上的头颅基底线，适用范围很广。头颅后前位摄影或前后位摄影时，此线必须与成像件垂直。

3. 听眶线　为外耳孔与眼眶下缘的连线，此线为解剖学上的头颅基底线，与 X 线摄影学上的基底线约差 10°。此线在摄影时不常应用，但当颞骨岩部后前斜位摄影时，此线必须与成像件垂直。

4. 听鼻线　为外耳孔与鼻翼下缘的连线，此线约与上齿列平面平行。视神经孔摄影时，此线必须与成像件垂直；上颌牙齿坐位摄影时，此线必须与地面平行。

5. 听口线　为外耳孔与口角的连线，此线约与下齿列平面平行。下颌牙齿坐位摄影时，此线必须与地面平行。

6. 人类学基线　由眼眶下缘延伸至外耳道的上缘。头部影像学检查的具体定位线如图 2 - 5 所示。

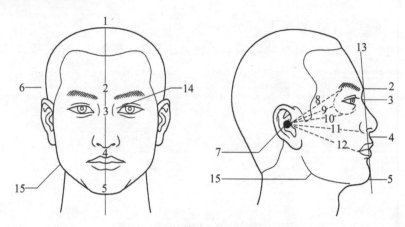

图2-5 头部影像学检查的定位线

1. 矢状面（正中面）；2. 眉间；3. 鼻根；4. 鼻唇交点；5. 颏尖；6. 外眦；7. 外耳孔；
8. 听眉线；9. 听眦线；10. 听眶线；11. 听鼻线；12. 听口线；13. 眉间齿槽线；14. 瞳
间线；15. 下颌角

（五）头部标准平面的校正

瘦薄体形（图2-6）或是胖厚体形（图2-7）的受检者，头颅侧位时矢状面倾斜成角，检查时可用手臂支撑或用枕垫保持体位。此外，胖体受检者在仰卧位时，听眦线的校正可采用枕垫以保持体位。以此类推，定位线的校正可通过合适的方法使受检者保持舒适的体位。

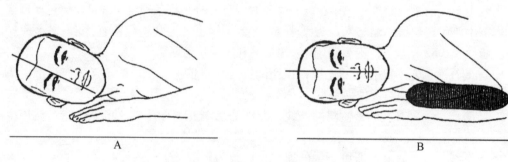

图2-6 瘦体受检者矢状面与成像件角度的校正
A. 校正前；B. 校正后

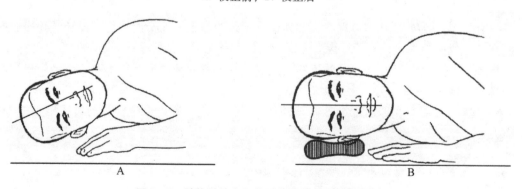

图2-7 胖体受检者矢状面与成像件角度的校正
A. 校正前；B. 校正后

三、体位、体姿术语

1. **体位**　如下所述。

（1）仰卧：脸朝上，背朝下躺卧。

（2）俯卧：脸朝下（或头部转向一侧），背朝上躺卧。

（3）侧卧：以身体的侧边（左侧或右侧）朝下躺卧。

（4）直立：站立坐直。

（5）头低足高姿势（Trendelenburg 位）（图 2 - 8）。

（6）头高足低姿势（Fowler 位）（图 2 - 9）。

（7）截石姿势（图 2 - 10）。

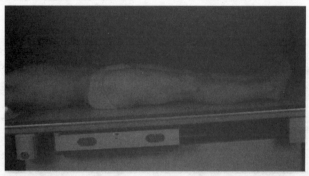

图 2 - 8　头低足高位

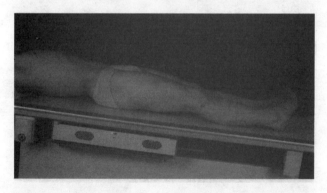

图 2 - 9　头高足低位

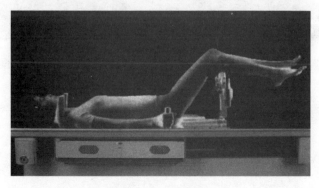

图 2 - 10　截石位

2. 体位的功能描述（图 2 – 11 至图 2 – 18） 如下所述。

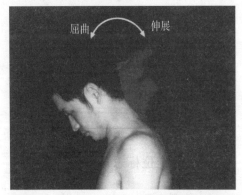

图 2 – 11　颈的伸展与屈曲

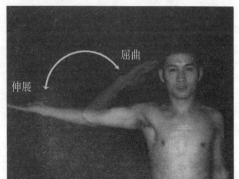

图 2 – 12　肘的伸展与屈曲

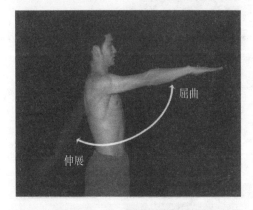

图 2 – 13　肩的伸展与屈曲

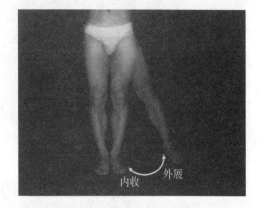

图 2 – 14　髋的外展与内收

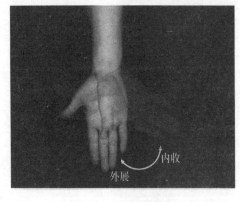

图 2 – 15　腕的外展与内收

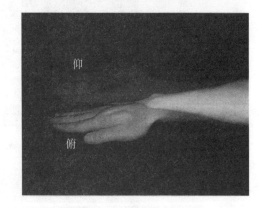

图 2 – 16　手与前臂的俯与仰

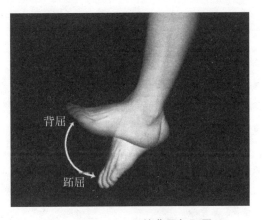

图 2 - 17　足的背屈与跖屈

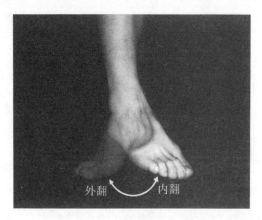

图 2 - 18　足的内翻和外翻

（甘　甜）

第二节　定位标志

在人体表面，常有骨骼或肌肉的某些部分形成的隆起或凹陷，可以看到或触摸到，称为体表定位标志。临床上常用这些标志来确定深部器官的大致位置。常见的定位标志及相应部位如图 2 - 19 和表 2 - 1 所示。

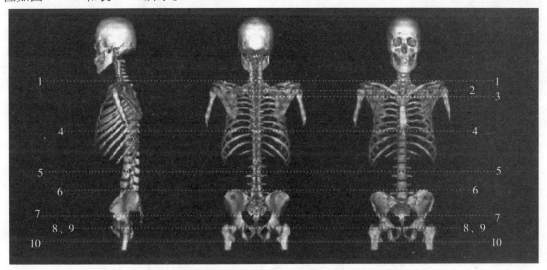

图 2 - 19　体表可扪（触）及的定位标志及相应部位

表 2 - 1　体表可扪（触）及的定位标志及相应部位

序号	体表标志	解剖部位	脊柱
1	椎骨突出部（C_7）	胸部上界、颈椎、胸椎	$C_7 \sim T_1$
2	颈切迹（胸骨上缘）	胸部、胸骨、锁骨、胸椎	$T_2 \sim T_3$
3	胸骨角（胸骨柄和体部相接的突起处）	胸部、胸骨	$T_4 \sim T_5$
4	胸骨剑突（胸骨的远端部分）	胸骨、胃部、胆囊、胸椎、腹部上界	$T_9 \sim T_{10}$

序号	体表标志	解剖部位	脊柱
5	肋骨下缘（肋骨笼的侧下缘）	胃部、胆囊、肋骨	$L_2 \sim L_3$
6	髂嵴（骨盆髂骨部分的上端弧形边缘）	中腹部、胃部、胆囊、结肠、腰椎、骶椎	$L_4 \sim L_5$ 椎间隙
7	髂前上棘（髂嵴的突出前缘）	髋骨、骨盆、骶椎	$S_1 \sim S_2$
8	股骨大粗隆（股骨近端的骨骼突起；在小腿和股骨旋转时，用力触诊才能定位）	腹部、骨盆、髋骨	腹部下界、骨盆、髋骨、骶椎和尾骨
9	耻骨联合（骨盆耻骨的前端交接处）	远端尾骨或稍低处	在远端尾骨下面约2.5cm 处
10	坐骨结节（在骨盆最下后方的骨骼突起）	仰卧腹部、结肠、尾骨	远端尾骨下2.5 ~ 5cm 处

（甘 甜）

第三节 体型与脏器位置的关系

内脏器官的位置及形态会随受检者体型的不同而变化，了解这种变化有助于影像学检查时的体位操作。

一、高型（约占50%）

胸腔的前后径、横径较大，而上下径相对短。提示横膈位置较高（图2－20A）。

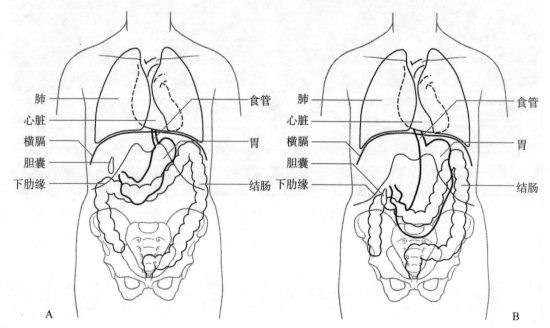

肺　心脏　横膈　胆囊　下肋缘　食管　胃　结肠

肺　心脏　横膈　胆囊　下肋缘　食管　胃　结肠

A　　　　B

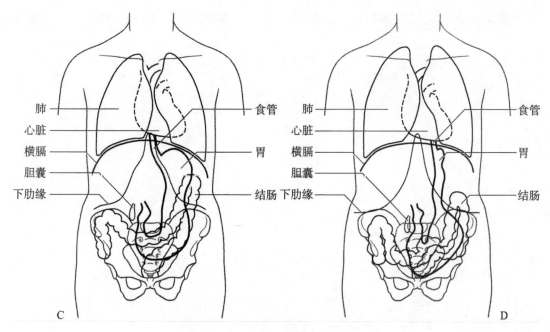

图 2 - 20　体型与脏器位置的关系

A. 高张型（约占 5%）；B. 正张型（约占 48%）；C. 低张型（约占 35%）；D. 无力型（约占 12%）

二、正张型（约占 48%）

胸腹比例较均衡（图 2 - 20B）。

三、低张型（约占 35%）

胸腔横径较小，但上下径则相对较长，提示横膈位置较低，相应的胆囊、胃位置均较低，且偏近中线。结肠位于腹部较低位置（图 2 - 20C）。

四、无力型（约占 12%）

属于瘦小体型。胸腔较窄，上腹部呈现上窄下宽。因此，大部分脏器位于腹腔下部（图 2 - 20D）。

（甘　甜）

第四节　检查位置的命名

影像学检查技术中，检查位置的命名一般由以下四个要素构成：①人体（肢体）体位；②成像件的位置；③中心线入射方向；④检查台位置。具体的命名类型，大致有以下五类。

（1）按照中心线入射受检者的方向与成像件的关系命名：例如：前后位，中心线由受检者（肢体）的前方射入，成像件位于受检者（肢体）的后方。

（2）按照受检者与成像件的相互位置关系命名例如：右前斜位，受检者（肢体）右侧靠近成像件。

（3）按照受检者与检查台的相互关系命名：例如：右侧卧位，被检侧（右侧）靠近台面，侧卧于检查台上；右侧立位，被检侧（右侧）靠近台面，侧立于检查台（或摄影架）前。

（4）按受检者与检查台的相对关系及中心线入射时受检者与成像件的相对关系综合命名：例如：侧卧后前位。

（5）按创用此位置者的姓氏命名：如髋关节谢（志光）氏位。

（甘　甜）

第二篇　X线诊断

第三章　呼吸系统疾病的 X 线诊断

第一节　气管、支气管疾病

一、慢性支气管炎

（一）常见症状与体征

多见于老年人，咳嗽、咳痰，痰黏稠不易咳出。并发感染时，痰量增多，有时带血丝，多在冬春季发病。

（二）X 线表现（图 3 -1）

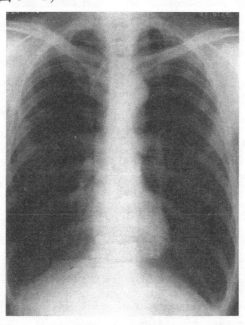

图 3 -1　慢性支气管炎

（1）肺纹理增多、紊乱、扭曲、"轨道征"。

（2）弥散性肺气肿：表现两肺透光度增高，膈肌低平，垂位心，桶状胸。

（3）肺动脉高压：右下肺动脉横径超过15mm。

（4）气管刀鞘状改变。

（三）诊断要点

1. 早期无异常征象　如下所述。

（1）肺纹理：增多、紊乱、扭曲、"轨道征"。

（2）肺气肿。

（3）并发症：肺大疱、继发感染。

（4）肺纤维化。

（5）肺动脉高压、肺心病。

（6）刀鞘征。

2. 临床诊断标准　慢性进行性咳嗽连续两年以上，每年连续咳嗽、咳痰至少3个月，并除外全身性或肺部其他疾病。

（四）鉴别诊断

应与间质性肺炎、结缔组织病、尘肺、细支气管炎等鉴别。

（五）比较影像学与临床诊断

（1）X线检查结合临床病史、症状是简单的。诊断方法，随访目的是除外肺部其他疾病及发现并发症。

（2）CT显示肺间质及肺实质细微改变，是重要的补充手段。

（3）对心脏进一步检查，有无继发肺源性心脏病。

二、支气管扩张

（一）常见症状与体征

咳嗽、咳脓痰，病史较长，约半数患者咯血，多为成人。病变广泛者有胸闷、气短。听诊可闻及啰音，少数患者有杵状指。

（二）X线表现（图3-2）

（1）柱状支气管扩张：两下肺纹理增多、增粗、"轨道征"、不规则的杵状致密影即指套征。囊状支气管扩张：左下肺野囊状或蜂窝状阴影，囊底小液平。

（2）肺纹理增粗、模糊。

（3）肺片状阴影。

（三）诊断要点

早期支气管扩张平片无异常。

（1）分柱状支气管扩张、囊状支气管扩张、静脉曲张型支气管扩张。

（2）柱状支气管扩张：肺纹理多、增粗、"轨道征"、不规则的杵状致密影即指套征。

（3）囊状支气管扩张：囊状或蜂窝状影，囊底小液平。

（4）局限性胸膜增厚粘连。

（5）肺不张。

（6）肺内炎症。

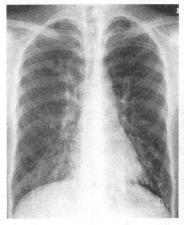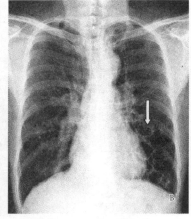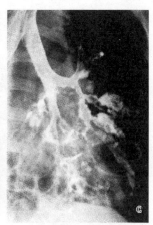

图 3 - 2　支气管扩张

A. 柱状气管扩张；B、C. 囊状支气管扩张

（四）鉴别诊断

支气管扩张与多发性肺囊肿鉴别：前者壁稍厚，且不规则，局部肺纹理增粗、紊乱，常继发于肺结核、慢性肺炎、肺间质纤维化、胸膜肥厚；后者壁较薄、光滑、个大，少有液平，常幼小发病，肺气囊圆形薄壁空腔，变化快，伴有肺内浸润。

（五）比较影像学与临床诊断

（1）支气管造影确定支气管扩张的部位、范围及类型，利于确定手术方案（图 3 - 2C）。

（2）CT、MRI 检出率高，明确诊断及范围。

（3）多数患者有咯血史，依据典型症状、体征及 X 线表现，可作出初步诊断。CT 检查和支气管造影检查是主要诊断手段。

三、先天性支气管囊肿

（一）常见症状与体征

青壮年多见，较大囊肿会压迫肺或纵隔引起呼吸困难、发绀、咯血。并发感染时则有发热、咳嗽和咳脓痰等症状。

（二）X 线表现（图 3 - 3）

（1）圆形或椭圆形阴影，密度均匀，边缘光滑清楚。

（2）囊腔内出现液平面，并发感染呈环形透亮阴影。

（三）诊断要点

本病多发生在肺内，少数在纵隔内。

（1）单发性囊肿：多见于下叶，多发性囊肿可见于一叶、一侧或双侧肺野。

（2）含液囊肿：单发含液囊肿为圆形或椭圆形，密度高且均匀，边缘清楚锐利，囊壁可弧形钙化，周围肺组织清晰，深呼吸大小形态改变。

（3）液 - 气囊肿：囊腔内出现液平面。

（4）多发性肺囊肿呈蜂窝肺。

（5）含气囊肿：薄壁环状透亮影。

（6）囊肿周围的炎性浸润或肺不张。

（7）胸膜增厚。

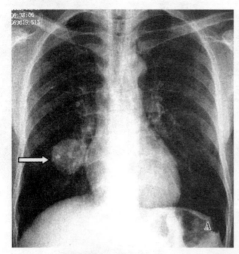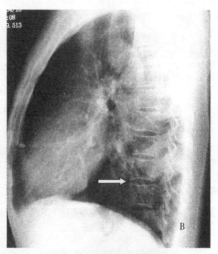
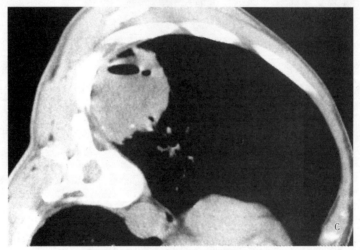

图3-3 先天性支气管囊肿

A、B. X线表现；C. 同一患者CT表现

（四）鉴别诊断

（1）肺大疱多发于肺外围部。

（2）结核空洞：周围有卫星灶，结核病史，好发于肺上叶尖后段及下叶背段，钙化有助于鉴别，痰检可查到结核分枝杆菌。

（3）肺隔离症：类似于支气管含液囊肿，但其较恒定的发病部位及血供可鉴别。

（4）急性肺脓肿：起病急，经炎症期，抗感染治疗后病灶逐渐缩小而吸收，动态观察易鉴别。

（五）比较影像学与临床诊断

结合临床情况，患者较年轻，病程较长，有反复呼吸道感染病史，X 线检查可以诊断。CT 值能显示病变成分结构；MRI 信号强度确定囊液的成分；痰检及抽出物常规检查，均有助于确诊。

四、气管、支气管异物

（一）常见症状与体征

剧烈的刺激性咳嗽、胸痛、发绀、呼吸困难及气喘等。可继发阻塞性肺炎、肺不张，咳嗽、发热，白细胞计数增多等炎性感染表现。

（二）X 线表现（图 3 - 4）

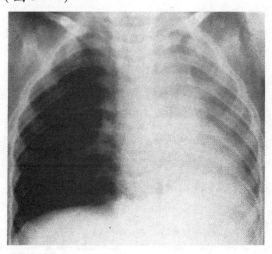

图 3 - 4　支气管异物

（1）患侧肺野透过度增高，膈肌低平，肋间隙增宽。

（2）纵隔、气管左移。

（3）透视下可见纵隔摆动。

（三）诊断要点

（1）儿童多见，常有呛咳史，分植物性、动物性、矿物性异物。

（2）直接征象：动物性、矿物性异物不透 X 线，胸片正侧位直接显示其部位、形态和大小。

（3）间接征象：植物性、部分动物性支气管异物，出现肺不张、纵隔摆动、阻塞性肺气肿及肺部感染；两肺肺气肿，吸气、呼气两肺改变不明显。

（四）鉴别诊断

气管内不透 X 线异物需与食管异物鉴别。在侧位胸片上，气管异物位于气道的透明影内，食管异物在气管后方。气管内异物若为片状或扁形时，其最大径与身体矢状面一致，最小径与冠状面一致，而食管异物则与其相反。食管吞钡检查有助于两者鉴别。

（五）比较影像学与临床诊断

患者有吸入异物病史及相应症状，临床诊断可确立，X线检查的目的在于确诊及定位，不能直接显示的异物根据气道阴影及间接征象判断。CT的诊断较X线敏感，可先行检查，必要时行食管造影和纤维支气管镜明确诊断。

（陈　宁）

第二节　肺部炎症

一、大叶性肺炎

（一）常见临床症状与体征

多发于青壮年，起病急，以突然高热、寒战、胸痛、咳嗽、咳铁锈色痰为临床特征。

（二）X线表现（图3-5）

1. 实变期　患侧肺上野分布的大片状致密影，水平裂侧有平直，分界锐利，含空气支气管征。

2. 消散期　患侧肺上野散在大小不一和分布不规则的斑片状、条索状阴影。

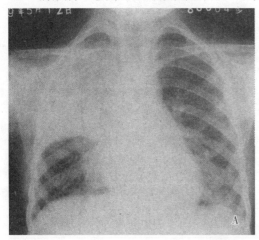 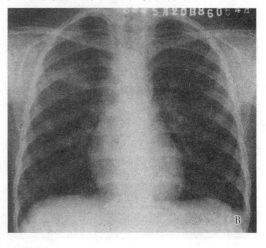

图3-5　大叶性肺炎

A. 实变期；B. 吸收消散期

（三）诊断要点

（1）大叶性肺炎多为肺炎链球菌等细菌引起。分四期：充血期、红色肝样变期、灰色肝样变期、消散期。咳铁锈色痰为临床特征。

（2）充血期表现肺纹理增粗，边缘模糊，局部透过性减低；实变期表现沿肺叶、肺段分布的大片状致密影，叶间裂侧有平直的分界，含空气支气管征；吸收消散期表现散在大小不一和分布不规则的斑片状、条索状阴影。

（3）白细胞总数及中性粒细胞增高。

（四）鉴别诊断

（1）大叶性肺炎实变期需与肺结核干酪样肺炎、肺不张鉴别。

（2）消散期与浸润型肺结核鉴别，应重视临床症状和病史。

（五）比较影像学与临床诊断

大叶性肺炎常有典型临床表现，结合影像学检查即可诊断。CT 检查有利于早期检出和鉴别诊断，显示早期炎性改变，发现空洞。查痰检、血常规、血沉。

二、腋段炎症

（一）常见症状与体征

发热、咳嗽、咳痰。

（二）X 线表现（图 3-6）

（1）患侧肺上叶中外带可见片状或三角形致密影，其内有空气支气管征。

（2）侧位片肺门上方三角形致密影，邻近叶间裂边缘锐利、上缘模糊。

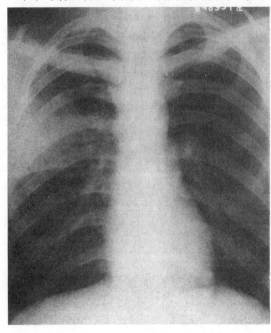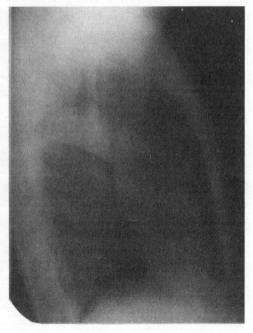

图 3-6 腋段炎症

（三）诊断要点

（1）腋段是由肺前段的外侧支及后段的水平支共同组成，容易感染发生实变，具有特征，平片诊断准确。

（2）患肺上野中外带可见三角形致密影，空气支气管征，侧位片肺门上方可见三角形致密影，下缘锐利。

三、支气管肺炎

（一）常见症状与体征

发热为主要症状，可有咳嗽、呼吸困难、发绀及胸痛。极度衰弱的老年人，因机体反应力低，体温可不升高，白细胞总数也可不增多。

（二）X线表现（图3-7）

（1）两下肺纹理增粗、边缘模糊，伴小片状模糊阴影。

（2）患侧下肺内带小叶性肺气肿、肺不张。

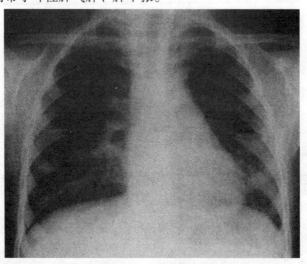

图3-7　支气管肺炎

（三）诊断要点

（1）多见于婴幼儿、老年人及极度衰弱的患者或为术后并发症。

（2）肺纹理增强、增粗、模糊。

（3）沿肺纹理分布斑片状阴影。

（4）小叶性肺气肿，小叶性肺不张。

（5）空洞，肺气囊。

（四）鉴别诊断

细菌、病毒及真菌等均可引起支气管肺炎，病原菌检查多为金黄色葡萄球菌、链球菌。影像学鉴别支气管肺炎的病原性质比较困难。

（五）比较影像学与临床诊断

（1）好发于老年人或婴幼儿，查血常规，痰培养找病原菌。小叶性肺炎有明显的临床症状，结合影像学表现常可诊断。

（2）CT显示小空洞及细微改变，对迁延或反复发作者，CT检查可发现有无并发支气管扩张。

四、病毒性肺炎

（一）常见症状与体征

多见于小儿，高热、咳嗽、气急，常有病毒感染病史。

（二）X 线表现（图 3-8）

（1）两肺野中内带多见小结节状、斑片状阴影，边缘模糊，可融合成大片状，心脏增大。

（2）肺纹理增强，肺气肿。

（3）肺门大、模糊。

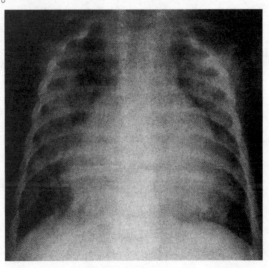

图 3-8　病毒性肺炎

（三）诊断要点

腺病毒、合胞病毒、流感病毒、麻疹病毒及巨细胞病毒均为病毒性肺炎较常见的致病病毒；在病毒性肺炎中除流感病毒性肺炎之外，其余均常见于小儿。

（四）鉴别诊断

需与细菌性肺炎鉴别，腺病毒肺炎表现为大叶阴影与小结节阴影并存，肺纹理增强与肺气肿明显；合胞病毒性肺炎可表现两中下肺野多发小结节；粟粒型肺结核表现三均，肺纹理不能显示。

（五）比较影像学与临床诊断

血常规、痰检；病灶多在 1～2 周吸收。CT 有助于细小病变的检出。

五、克雷白杆菌肺炎

（一）常见症状与体征

发病急，发热、咳嗽、咳痰，为黄绿色脓性痰，量多，黏稠带血或血痰。

（二）X 线表现（图 3 - 9）

（1）两肺大片状阴影，密度均匀。

（2）叶间胸膜下坠。

（3）胸腔积液。

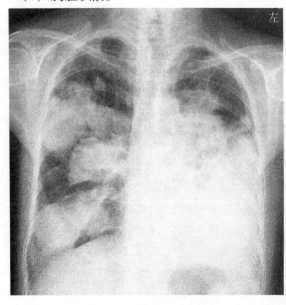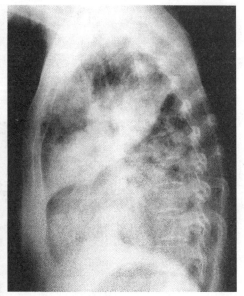

左

图 3 - 9　克雷白杆菌肺炎

（三）诊断要点

（1）多见于老年、营养不良及全身衰弱的患者。

（2）大叶阴影，密度均匀或有透亮区，病变肺叶体积增大或斑片融合阴影。

（3）叶间胸膜下坠。

（4）胸腔积液。

（5）细菌学培养克雷白杆菌阳性。

（四）鉴别诊断

应与大叶性肺炎鉴别。

（五）比较影像学与临床诊断

克雷白杆菌肺炎的影像表现与其他细菌性肺炎相同，仅根据影像鉴别诊断困难，有赖于细菌学检查鉴别。

六、肺脓肿

（一）常见症状与体征

急性肺脓肿急性起病，发热、咳嗽、胸痛、咳脓臭痰，有时咯血，白细胞总数明显增加。慢性肺脓肿可由急性肺脓肿迁延不愈发展而来，以咳嗽、咯血和胸痛为主要表现，白细胞总数可无明显变化。

（二）X 线表现（图 3 – 10）

1. 急性肺脓肿　患侧肺中野单发，厚壁空洞，壁不规则且模糊，洞内液平面，空洞外可见斑片状浸润影。

2. 慢性肺脓肿　患侧肺多发大小不等空洞，边界清楚、壁厚，脓肿附近局限性胸膜肥厚粘连。

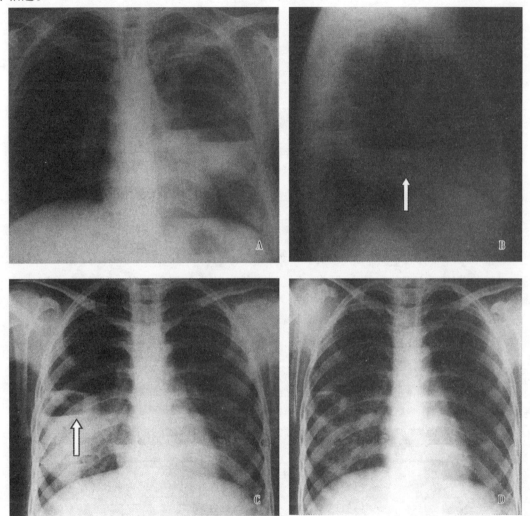

图 3 – 10　肺脓肿

A、B. 慢性肺脓肿；C、D. 急性肺脓肿

（三）诊断要点

分为吸入性、直接侵犯和血源性。

（1）肺脓肿是化脓性细菌所引起的肺实质的炎性病变、坏死和液化。好发于上叶后段及下叶背段。分为急性肺脓肿和慢性肺脓肿。

（2）急性肺脓肿表现为炎症期大片状致密影，空洞期中心低密度区，厚壁空洞，伴有液 – 气平面或液 – 液平面，内壁光滑。

（3）慢性肺脓肿见多个空洞相连，液平面较低，壁光滑。

（4）脓胸或脓气胸。

（四）鉴别诊断

（1）结核空洞内多无气-液平面，周围常有卫星病灶，同侧或对侧伴有结核播散灶。

（2）癌性空洞壁不均匀，呈偏心半月状，内壁可见结节。

（3）肺脓肿抗生素治疗动态变化快，图3-10C、图3-10D为同一患者治疗前后表现。

（五）比较影像学与临床诊断

肺脓肿仅根据影像表现鉴别较困难，查痰找结核菌或癌细胞对疾病诊断有帮助。CT环形强化有助于诊断。穿刺活检、痰检找到结核菌或癌细胞。

（陈 宁）

第三节 肺结核

一、原发型肺结核

（一）常见症状与体征

最常见于儿童，少数可见于青年。初期症状不明显，可有低热、轻咳、食欲减退、盗汗无力及精神萎靡。病变范围较大或因增大的淋巴结压迫支气管引起肺不张，可有叩诊浊音、呼吸音减弱等体征。

（二）X线表现

1. 原发复合征　原发病灶、淋巴管炎与肿大的肺门淋巴结连接在一起，形成哑铃状（图3-11A）。

2. 胸内淋巴结结核　原发病灶吸收，表现纵隔或肺门淋巴结肿大，肺门周围炎（图3-11B、图3-11C）。

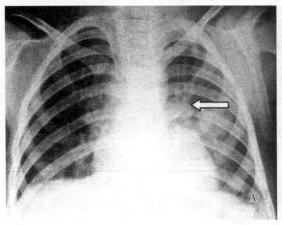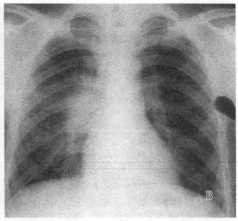

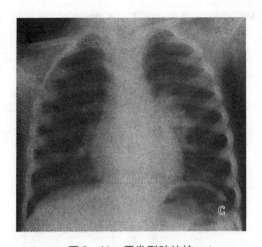

图 3 – 11　原发型肺结核

A. 原发复合征；B. 炎症型；C. 肿块型

（三）诊断要点

（1）机体初次感染结核菌所引起的肺结核病称为原发型肺结核，多见于儿童。分原发复合征、胸内淋巴结结核。

（2）原发复合征表现原发病灶、淋巴管炎与肺门淋巴结炎，双极期呈哑铃状。

（3）胸内淋巴结结核分为炎症型和肿块型：炎症型：表现纵隔、肺门淋巴结肿大及周围片状及模糊炎症（图 3 – 11B）；肿块型：表现纵隔、肺门淋巴结肿大，边缘光滑（图 3 – 11C）。

（四）鉴别诊断

应与非结核性肺炎、急性肺脓肿、淋巴瘤相鉴别。

（五）比较影像学与临床诊断

X 线检查是发现和诊断肺结核的主要方法，痰结核菌检查是诊断肺结核活动性的主要依据。CT 能清楚显示病灶结构，发现病灶胸膜的改变。MRI 诊断胸内淋巴结明显优于 CT、X 线。

二、血行播散型肺结核

（一）常见症状与体征

结核杆菌毒力及短时间内侵入血液的量可决定临床表现。高热、咳嗽、呼吸困难、头痛、昏睡及脑膜刺激等症状，血沉多增快。也可发病不明显。

（二）X 线表现

1. **急性粟粒型肺结核**　两肺自肺尖到肺底弥散性粟粒状阴影，边界不清，病灶分布均匀，大小 1～2mm，密度均匀，肺纹理未能清楚显示（图 3 – 12A）。

2. **亚急性及慢性血行播散型肺结核**　分布在两肺中上肺野大小不等、密度不均阴影，肺尖部纤维化或钙化，中下肺野渗出及增殖（图 3 – 12B）。

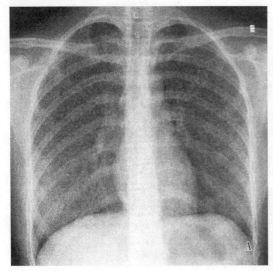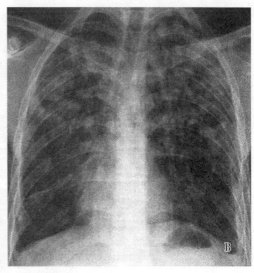

图 3 – 12　血行播散型肺结核

A. 急性粟粒型肺结核；B. 亚急性及慢性血行播散型肺结核

（三）诊断要点

（1）血行播散型分急性粟粒型肺结核和亚急性或慢性血行播散型肺结核。

（2）急性粟粒型肺结核，粟粒状病灶表现"三均"即：病灶分布均匀，大小均匀和密度均匀。

（3）亚急性及慢性血行播散型肺结核，呈分布不均、密度和大小不均的三不均。

（4）血沉、结核菌素试验可阳性。

（四）鉴别诊断

如发生在成人，应与细支气管炎相鉴别，痰内查到炎性细胞，则可区别。亚急性或慢性血行播散型肺结核与急性粟粒型肺结核鉴别。

（五）比较影像学与临床诊断

查痰和 OT 试验有助于本病诊断；CT 对早期病变显示清楚；MRI 对病变信号有差异，不用于该病的检查；急性粟粒型肺结核需照胸片，不应选择透视。

三、浸润型肺结核

（一）常见症状与体征

发热、乏力、盗汗、咳嗽、咯血、胸痛及消瘦，时好时坏是本型肺结核临床经过的特点。

（二）X 线表现

患侧肺下叶背段多发斑片状或云絮状边缘模糊阴影，密度不均。患侧肺上野薄壁空洞，两上肺渗出、增殖、纤维化（图 3 – 13）。

（三）诊断要点

（1）小斑片状、云絮状边缘模糊渗出病灶、增生球形病灶及纤维化钙化等多性质病灶，密度多种多样。

（2）下叶背段及上叶尖后段好发部位。

（3）空洞内缘规则，形态光整、壁薄、圆形，无液平。

（4）支气管播散或血行播散。

（5）血沉快，痰结核菌检查阳性率高。

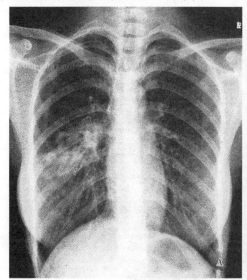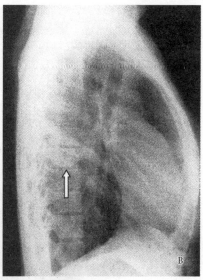

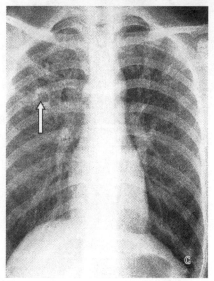

图 3 – 13　浸润型肺结核

A、B. 浸润型肺结核；C. 结核空洞

（四）鉴别诊断

（1）与大叶性肺炎吸收消散期鉴别，后者有高热及实变期病史。

（2）与支原体肺炎鉴别，后者病灶密度稍淡且病灶密度一致，短期内就可以吸收。

（3）空洞应与癌性偏心空洞鉴别。

（五）比较影像学与临床诊断

临床午后低热、盗汗、血沉快，白细胞计数正常。CT、MRI 能显示病灶内部及周边，纵隔及胸膜改变有助于鉴别诊断。

四、肺结核球

（一）常见症状与体征

症状可不明显，或有结核中毒症状。

（二）X 线表现（图 3 – 14）

（1）患侧肺上叶尖后段边缘光滑清楚的球形或近似球形阴影。

（2）密度较高且均匀，球内钙化。

（3）球周有卫星灶。

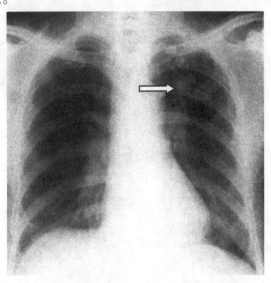

图 3 – 14　肺结核球

（三）诊断要点

（1）球周卫星灶。

（2）结核球大小 2 ~ 3cm，边缘光滑，球形或近似球形阴影，多发生于上叶尖后段与下叶背段。

（3）常单发其内钙化。

（4）近胸膜处线状或幕状粘连。

（四）鉴别诊断

应与周围型肺癌鉴别。

（五）比较影像学与临床诊断

CT 表现与 X 线胸片相似，但易于发现结核灶的细微改变，如显示结核球内的钙化及卫星灶，CT 增强扫描结核球常不强化或表现为边缘轻度环状强化。

五、干酪性肺炎

(一) 常见症状与体征

多见于机体抵抗力差，对结核菌高度过敏的患者。

(二) X 线表现（图 3 – 15）

（1）患侧肺上野肺叶实变影。

（2）无壁空洞。

（3）两肺内播散的斑片状阴影。

(三) 诊断要点

（1）分大叶性及小叶性，大叶性为大片渗出性结核性炎、干酪化或慢性炎症所形成，也可由多个小的干酪性病灶融合而成。

（2）范围在一个肺段、一个肺叶的致密实变阴影，轮廓模糊。

（3）其内虫蚀状空洞。

（4）支气管播散灶或小叶性病灶。

（5）小叶性呈小斑片致密影。

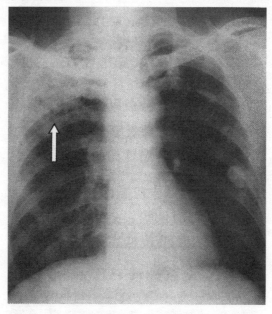

图 3 – 15 干酪性肺炎

(四) 鉴别诊断

（1）大叶性肺炎起病急，好发于青壮年，表现为一个或多个肺叶、肺段的实变，实变期病灶密度均匀，有空气支气管征。

（2）肺不张表现为一个肺叶或肺段缩小且密度增高、均匀。

(五) 比较影像学与临床诊断

CT 易检出病变内及周围细微病灶，如小空洞。

六、慢性纤维空洞型肺结核

（一）常见症状与体征

反复低热、咳嗽、咳痰、咯血、胸痛与气短。

（二）X 线表现（图 3-16）

（1）患侧上肺野内不规则空洞，其周广泛的纤维化病灶。

（2）病变广泛，患侧胸廓塌陷，患侧肺门向上移位，肺纹理状似垂柳。

（3）纵隔向患侧移位，邻近代偿性肺气肿，患侧胸膜肥厚粘连。

（三）诊断要点

该病为各型结核反复发作、恶化后的结果。

（1）锁骨上下区新老不一的片状、条索状致密影，多为纤维化。

（2）不规则空洞。

（3）两下支气管播散灶。

（4）胸膜肥厚。

（5）肺气肿、肺大疱。

（6）肺门上移，肺纹理呈垂柳状。

（7）痰检较易查出结核菌。

（四）比较影像学与临床诊断

该病预后多不良，导致肺心病、肺硬变，应痰检结核菌，确诊有无活动性。钙化灶 MRI 不如 CT 直观明确。

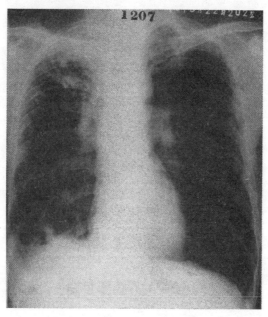

图 3-16　慢性纤维空洞型肺结核

七、结核性胸膜炎

（一）常见症状与体征

分为干性胸膜炎和渗出性胸膜炎。干性胸膜炎以发热及胸部剧烈疼痛为主要症状，深呼吸及咳嗽时胸痛加重，听诊可闻及胸膜摩擦音，进一步发展可出现胸腔积液。渗出性胸膜炎可有发热、胸痛，积液量多时可出现气急。

（二）诊断要点

结核性胸膜炎主要表现为胸腔积液和胸膜肥厚、粘连。①游离性胸腔积液：积液量达250ml 以上，在胸部 X 线检查时可发现。②局限性胸腔积液和胸膜粘连肥厚。

（陈　宁）

第四章 循环系统疾病的 X 线诊断

第一节 冠状动脉粥样硬化性心脏病

一、X 线诊断要点

1. 轻度心肌缺血 X 线心脏往往无明显阳性发现。

2. 心肌梗死 心肌梗死的 X 线征象为梗死区搏动异常，此为主要 X 线征象，可出现典型的矛盾运动、搏动幅度减弱或搏动消失等。较广泛或多发的心肌梗死、心力衰竭或心包积液可使心影增大。心力衰竭常从左心开始，以后波及右侧。偶可见血栓钙化。

3. 心室膨胀瘤 心室边缘局部隆起，矛盾运动，搏动减弱或消失。

二、读片

图 4-1，冠状动脉粥样硬化性心脏病。女，52 岁，主动脉弓处可见弧形钙化影。

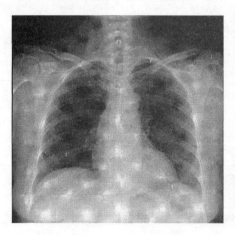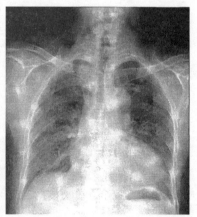

图 4-1 冠状动脉粥样硬化性心脏病

三、临床联系

本病主要侵犯主干及大分支，如前降支的近心段、右冠状动脉和右冠支。由于血流受阻，心肌出现缺血、梗死，严重者出现心室壁瘤。

（陈 宁）

第二节　风湿性心脏病

一、X 线诊断要点

不同摄片体位的表现如下。

1. 后前位　两侧肺瘀血，上肺静脉扩张，下肺静脉变细，血管模糊，重者出现肺静脉高压征象，如间质性或肺泡性水肿，Kerley 线等。左心房增大导致右心缘可见双心房影和（或）心影中央密度增高。主动脉结因心搏量少及心脏旋转而变小。肺动脉段隆起，肺动脉增粗、模糊。左心缘出现第三心弓（左心耳），左下心缘平直，心尖上翘，当有关闭不全时则左心室增大，左下心缘长径与横径均增大，重者左支气管上抬，气管分叉角增大。

2. 右前斜位　心前间隙缩小，肺动脉段隆起，左心房增大，心后上缘后突，压迫充钡食管。

3. 左前斜位　心前间隙缩小，肺动脉段隆起，左主支气管受压上抬。

4. 侧位　胸骨后心脏接触面增加，食管受左心房压迫而后移，单纯狭窄者心后三角存在，关闭不全时缩小或消失。

二、读片

图 4 - 2，风湿性心脏病。女，32 岁。两肺纹理增多增粗，以两上肺为著，肺门影粗乱模糊，呈瘀血性改变，肺动脉段平直，左心缘向左下延伸，右心可见双重阴影，左前斜位可见食管向后移位，心后缘向后延伸，肺动脉圆锥（右室流出道）膨隆。

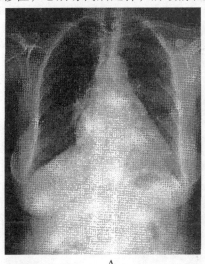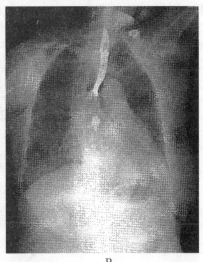

A　　　　　　　　　　　　　　B

图 4 - 2　风湿性心脏病
A. 正位；B. 左前斜位

三、临床联系

临床症状以劳累后心悸为主，重者可有咯血、端坐呼吸、肝大、下肢水肿等症状，心尖区舒张期隆隆样杂音。

（李德刚）

第三节　先天性心脏病

一、房间隔缺损

（一）X 线诊断要点

婴幼儿期或年龄较大缺损小而分流量少的，心肺可无明显异常。达到一定分流量时，右心房、右心室因容量的过负荷而增大，肺血增多。左心室发育等，主动脉正常或缩小。表现如下。

1. 肺血增多　除肺动脉段隆突外，两肺门血管影增宽，肺门血管呈扩张性搏动（称肺门舞蹈征），两肺中带肺血管纹理增粗增多，并可延伸至肺外带，肺血管纹理边缘清晰。

2. 心脏增大　心脏呈不同程度的增大，右心房增大较明显。

（1）后前位：心脏左移，右上纵隔与右心缘影不明显，主动脉结缩小，肺动脉段空出，心尖上翘，肺血增多。

（2）左、右前斜位：肺动脉段隆起，心前间隙缩小，左心房不大，右心房段延长或隆起。

（3）侧位：心前缘与胸骨接触面增加，心后三角存在。

（二）读片

图 4-3，房间隔缺损。女，16 岁，两肺充血性改变，心脏呈二尖瓣型，主动脉结变小，肺动脉段明显膨隆，心高比增大，心前间隙狭窄。

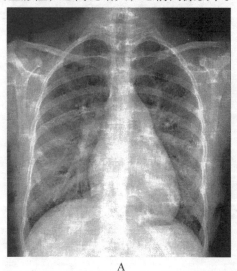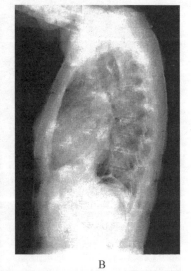

A　　　　　　　　　　　　　　　B

图 4-3　房间隔缺损

A. 正位；B. 侧位

（三）临床联系

本病患者可以无症状，形体正常，发育稍小，劳累后有心悸、气促，易患呼吸道感染，无发绀。体检胸骨左缘第 2 肋间收缩期杂音。

二、室间隔缺损

（一）X 线诊断要点

室间隔缺损的 X 线表现完全受血流动力学异常所决定。

1. 缺损小而分流量少者　心肺无明显异常或仅肺血管纹理增多，此种肺血管纹理增多仅发生于下肺野。肺动脉段多平直或隆突，左心室轻度增大。

2. 缺损在 1cm 以上者　分流量较大，肺血增多，肺动脉段隆起，心影以左心室增大为主，左心室、右心室均增大。

3. 在上述基础上并发肺动脉高压者　两肺中外带肺纹理扭曲变细，肺动脉段与大分支扩张，严重者肺门呈一"截断"样。心脏右心室增大比左心室显著，常伴有肺间质水肿及肺泡性水肿的 X 线片，但以充血现象为主。

（二）读片

图 4 - 4，室间隔缺损。男，4 岁，两肺纹理成比例增粗，肺门影增大、增浓。

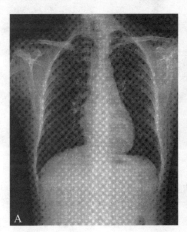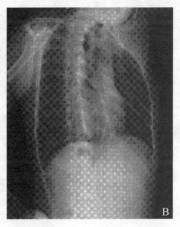

图 4 - 4　室间隔缺损
A. 正位；B. 侧位

（三）临床联系

临床上小孔室间隔缺损患者无症状，胸骨左缘有全收缩期杂音。大孔室间隔缺损有大量左向右分流出现震颤，婴儿期即可有充血性心力衰竭。患者生长及发育差，反复呼吸道感染、多汗、喂养困难、心悸、气促、乏力，至右向左分流时可出现发绀。

三、动脉导管未闭

（一）X 线诊断要点

导管细小而分流量少者，心、肺可无明显异常，或仅有左心室轻度增大，肺动脉段轻突，主动脉弓稍宽。导管较粗而分流量多者，肺动脉段隆突及肺血增多明显，两肺纹理增多且粗，透视可见"肺门舞蹈征"，但较房间隔或室间隔缺损发生较少。心脏呈轻度至中度增大，主动脉弓增宽，有时可见漏斗征。

（二）读片

图 4 - 5，动脉导管未闭。女，34 岁，肺门影轻度增大，心影略增大，肺动脉段膨隆，双心室及左心房略大。两肺呈充血性改变，肺纹理模糊。右下肺动脉干增粗，心影增大，主动脉结缩小，肺动脉段突出，心腰消失，心尖圆隆并向左下延伸。

（三）临床联系

本病可因分流量大小表现出不同的临床形式。分流量甚小者临床可无主观症状；中等分流量者常感乏力、劳累后心悸、气喘；分流量大时多为临床症状严重。

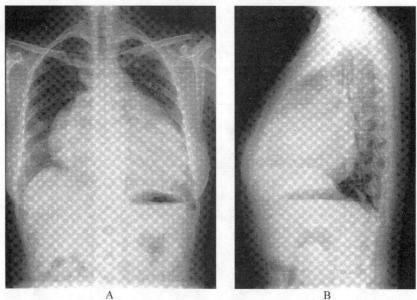

A   B

图 4 - 5　动脉导管未闭

四、肺动脉瓣狭窄

（一）X 线诊断要点

1. 心脏改变　轻度狭窄，心脏大小正常或仅轻度增大，以右心室为显著，心脏呈二尖瓣型。肺动脉瓣严重狭窄者，右心室增大明显。

2. 肺门改变　肺动脉段因狭窄后扩张而隆突，隆突下方与心脏交界分明，呈切迹样。左肺门影增大，主动脉弓相对变小，故整个心脏与大血管显示为下面为圆隆的心脏，中间为隆突的肺动脉段，两者之间界限分明。最上方为相对变小的主动脉弓，故颇似葫芦形。如有增大而搏动的左肺门，纤细而静止的右肺门，为瓣膜型肺动脉狭窄的典型表现。

3. 肺纹理　肺野清晰，血管纤细稀少，边缘清晰。

（二）读片

图 4 - 6，肺动脉瓣狭窄。男，2 岁，脊柱侧弯，气管略偏右（不排除体位所致），纵隔

增宽，两肺纹理模糊，肺野透过度减低，左肺门影结构较乱，右肺门被遮盖，右心缘向右突出，肺动脉段平直，两侧膈肌光整，肋膈角锐利。

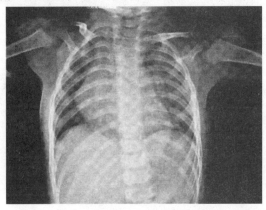

图 4 - 6　肺动脉瓣狭窄

（三）临床联系

轻症肺动脉瓣狭窄可无症状，重者在活动时有呼吸困难及疲倦，严重狭窄者可因剧烈活动而导致晕厥甚至猝死。

五、法洛四联征

（一）X 线诊断要点

25% 的患者伴有右位主动脉弓，故右上纵隔处有突出之主动脉结，部分患者左上纵隔无主动脉结，肺动脉段凹陷，心左下缘为向上翘起的心尖，左、右心房无明显改变，肺动脉和肺血均减少。

（二）读片

见图 4 - 7，法洛四联症。女，48 岁，右位主动脉弓，中纵隔增宽，并可见半圆形突出致密影（主动脉瘤样扩张），右心增大。

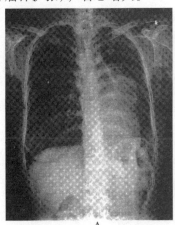 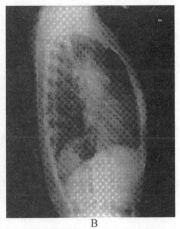

A　　　　　　　　　　B

图 4 - 7　法洛四联征
A. 正位；B. 侧位

（三）临床联系

患者自幼出现发绀和呼吸困难，易疲乏，劳累后常取蹲踞位，常伴杵状指，严重缺氧时可引起晕厥。

（李德刚）

第五章 消化系统疾病的X线诊断

第一节 咽部病变

一、咽部异物

1. 临床特点 咽部异物多属意外情况下经口进入。尖锐细长物品如鱼刺、麦芒、竹丝等，可刺入腭扁桃体、咽侧壁、舌根或会厌等处。较大异物常停留于梨状窝。尖锐异物可刺透并穿过咽黏膜，埋藏于咽后壁，引起继发感染，甚或酿成脓肿。

2. X线表现 咽部异物有高密度及低密度两种。高密度异物，平片即可完全显现异物位置、形态和大小，并可见咽部软组织肿胀和脓肿；低密度异物，需做钡餐检查，表现为充盈缺损即异物的一个侧面，以及咽部功能紊乱、咽部软组织改变。异物很小时，造影不一定显现，可以钡剂拌棉絮观察，显示钡絮滞留咽部，结合病史进行诊断。

3. 鉴别诊断 结合临床病史及颈部X线透视、摄片和服钡检查，可以判断有无异物及并发病的存在。

4. 临床评价 详细询问病史和分析症状可以初步诊断。大多数患者有异物咽下史并在查体时发现异物，部分患者开始有刺痛，检查时未见异物，可能是黏膜擦伤所致，此症状一般持续时间较短。对于疼痛部位不定，总觉咽部有异物存留，发生数日后来就诊者，应注意与咽异感症或慢性咽炎相鉴别（图5-1、图5-2）。

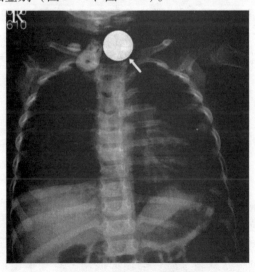

图5-1 咽部金属异物

咽部见圆形金属密度影，有异物误服史

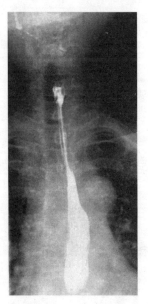

图 5 - 2　咽部异物

食管钡棉透视示咽部见钡棉悬挂，有鱼刺误服史

二、咽壁脓肿

1. 临床特点　本病多见于异物刺伤后，亦可因颈椎化脓性或结核性感染所造成。脓肿多位于咽后壁，由于软组织肿胀或脓肿的压迫使咽部变形。

2. X 线表现　除 X 线平片可见咽壁软组织肿胀、咽部受压，以及咽部移位、咽部与颈椎间距离增加外，有时可于肿胀影内见有积气或小液平面。

三、颈椎病

1. 临床特点　颈椎退行性改变，常使椎体骨赘形成，颈椎顺列变直，增生骨刺可压及下咽部，造成吞咽困难及异物感。

2. X 线表现　颈椎间隙狭窄，椎体骨赘增生，压迫下咽部后壁形成一明显压迹。

（李德刚）

第二节　食管病变

一、食管癌

1. 临床特点　食管癌是我国常见的恶性肿瘤之一，也是引起食管管腔狭小与吞咽困难的一种最常见的疾病。绝大多数食管癌为鳞状上皮细胞癌，但食管下端也可以发生腺癌。统计表明，食管癌好发于胸中段，胸下段次之，颈段与胸上段最少。

早期食管癌（限于黏膜及黏膜下层）的病理形态可分为平坦型、轻微凹陷型与轻微隆起型。随着癌的深层浸润，以及不同的生长方式，一般可分为息肉型、狭窄型、溃疡型与混合型。早期食管癌很少有症状，需做脱落细胞学检查才能发现。但肿瘤生长至一定大小，则出现持续性、进行性吞咽困难。一般说来，男性多于女性，40 岁以上患者多见。

2. X 线表现　具体如下。

（1）早期食管癌：食管黏膜纹增粗、中断、迂曲，可见单发或多发的小龛影，局限性充盈缺损，局限性管壁僵硬（图 5 - 3）。

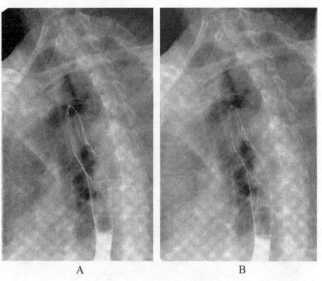

图 5 - 3　早期食管癌

食管中段黏膜中断、破坏，管壁稍僵硬，管腔未见明显狭窄

（2）中、晚期食管癌：黏膜纹破坏、充盈缺损、管壁僵硬、管腔狭窄、通过受阻与软组织肿块等。根据大体标本结合 X 线表现分述如下：

1）息肉型：肿瘤向腔内生长为主，呈不规则的充盈缺损与偏心性狭窄。但也有的肿块向壁外生长为主，犹如纵隔肿瘤，有人称之为外展型（图 5 - 4）。

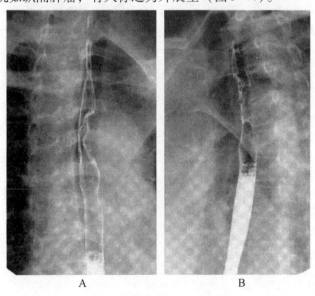

图 5 - 4　食管癌（息肉型）

食管中段腔内可见不规则的充盈缺损，食管偏心性狭窄

2）狭窄型：即硬性浸润癌，以环形狭窄为其主要特点，范围为 3～5cm，上段食管明显扩张（图 5－5）。

3）溃疡型：呈长条状扁平形壁内龛影，周围隆起，黏膜纹破坏，管壁僵硬，扩张较差，但无明显梗阻现象（图 5－6）。

4）混合型：具备上述两种以上的 X 线特征。

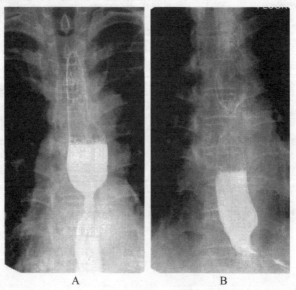

图 5－5　食管癌（狭窄型）

食管中段见环形狭窄，黏膜破坏，管壁僵硬，钡剂通过受阻，狭窄段上方食管扩张

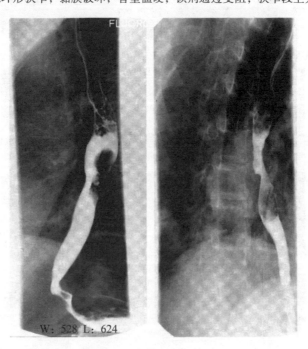

图 5－6　食管癌（溃疡型）

食管中段见管腔狭窄，黏膜中断、破坏，内见不规则龛影

（3）并发症

1）穿孔与瘘管形成：仅少数病例可出现食管气管瘘，也可向纵隔穿破，形成纵隔炎与纵隔脓肿。

2）纵隔淋巴结转移可出现纵隔增宽，气管受压等 X 线征。

3. 鉴别诊断　具体如下。

（1）食管良性肿瘤：表现为向腔内凸出的偏心性充盈缺损，呈半球状或分叶状。切线位肿瘤上、下端与正常食管分界清楚，钡剂通过肿瘤时呈偏流或分流，转动体位可发现管腔增宽，肿物不造成梗阻，上方食管无扩张。肿瘤局部食管黏膜皱襞展平消失，其对侧黏膜光整，无破坏改变，附近食管壁柔和光滑。

（2）贲门失弛缓症：贲门失弛缓症的狭窄段是胃食管前庭段两侧对称性狭窄，管壁光滑呈漏斗状，食管黏膜无破坏。用解痉药可缓解梗阻症状，吸入亚硝酸异戊酯后贲门暂时舒展，可使钡剂顺利通过。

（3）消化性食管炎：易与食管下段浸润癌混淆。炎症后期瘢痕狭窄常在下 1/3，但仍能扩张，无黏膜破坏。食管壁因癌肿浸润而僵硬，不能扩张，边缘不规则，黏膜皱襞有中断、破坏。

（4）食管静脉曲张：食管静脉曲张管壁柔软，没有梗阻的征象，严重的食管静脉曲张，管张力虽低，但仍有收缩或扩张功能，而癌的食管壁僵硬，不能扩张或收缩，局部蠕动消失。

（5）食管外压性改变：纵隔内肿瘤和纵隔淋巴结肿大等压迫食管，产生局限性压迹，有时并有移位，黏膜常光滑完整无中断、破坏。

4. 临床评价　食管癌的放射学检查主要是确定诊断及侵蚀范围。食管癌的中晚期 X 线改变较为明显，诊断并不困难。而早期食管癌由于癌组织仅限于黏膜及黏膜下层，病变表浅，范围小，因此 X 线改变很不明显，容易漏诊和误诊。所以 X 线检查时，必须多轴透视和点片，并采取双对比造影检查，能显示得更清楚。在诊断过程中，既要确定肿瘤类型，又要对肿瘤侵犯范围、黏膜皱襞的变化、狭窄的程度、食管壁僵硬程度等指标进行观察记录，食管周围的侵蚀及淋巴结转移则必须依靠 CT 或 MRI 进行检查，以指导分期，便于临床治疗。

二、食管炎

（一）腐蚀性食管炎

1. 临床特点　吞服化学性腐蚀性制剂（如强酸、强碱之类）所致，重者可发生食管破裂而引起纵隔炎，轻者则引起不同程度的瘢痕狭窄。

2. X 线表现　具体如下。

（1）病变较轻时，早期可见食管下段痉挛，黏膜纹尚存在，一般无严重后果。重症病例则表现为中、下段，甚至整个食管，都有痉挛与不规则收缩现象，边缘呈锯齿状，可见浅或深的溃疡龛影，有时因环肌痉挛严重，下段可呈鼠尾状闭塞（图 5-7）。

（2）病变后期，因瘢痕收缩而出现范围比较广泛的向心性狭窄，狭窄多为生理性狭窄部位，狭窄上段食管扩张程度较轻，病变食管与正常食管之间无明确分界，呈逐渐移行性过渡。

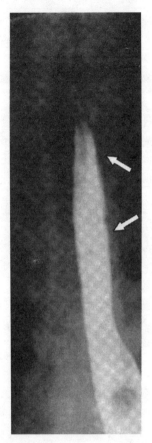

图5-7　腐蚀性食管炎
食管钡餐透视检查示食管上段壁边缘毛
糙，患者有误服强碱病史

　　3. 鉴别诊断　浸润型食管癌：狭窄上段食管明显扩张，病变与正常食管之间分界截然。

　　4. 临床评价　应在急性炎症消退后进行钡餐造影检查，以观察病变的范围与程度。如疑有穿孔或有食后呛咳的患者，宜用碘油造影。由于腐蚀性食管炎后期可以发生癌变，因此X线检查对本病的随访非常重要。

　　（二）反流性食管炎

　　1. 临床特点　系胃内容物包括胃酸及胃消化酶逆流到食管内对鳞状上皮的自身性消化所致。主要见于食管下段，多并发黏膜糜烂与浅表性溃疡，病变后期因纤维组织增生，可形成食管管腔狭窄与食管缩短。临床上多见于食管裂孔疝、贲门手术后、十二指肠球部溃疡的患者。主要表现胃灼热、胸骨后疼痛，进食时加重；因食管下段痉挛与瘢痕狭窄，故可有吞咽困难与呕吐等症状；严重者还可发生呕血。

　　2. X线表现　具体如下。

　　（1）早期或轻度反流性食管炎在钡餐造影时，一般只能看到食管下段痉挛性收缩，长达数厘米，边缘光整，有时出现第3收缩波而致管壁高低不平或呈锯齿状，但难以显示黏膜糜烂与浅小溃疡。

（2）晚期因管壁纤维组织增生及瘢痕组织收缩，可见食管下段持续性狭窄及狭窄上段食管代偿性扩大。如发现胃内钡剂向食管反流或合并食管裂孔疝，则支持反流性食管炎的诊断。

3. 鉴别诊断　要与浸润型食管癌相鉴别：食管癌时食管狭窄较局限，病变与正常食管之间分界明显，当服大口钡剂时可见狭窄部位管壁僵直，表面不规则，不易扩张。而食管炎时病变食管与正常食管之间无明确分界，呈逐渐移行性过渡，狭窄部位比较光滑，偶见小龛影。

4. 临床评价　X 线钡餐检查对于判断病变的有无、病变部位及程度、病变原因很有帮助。一般来说采用双对比造影易于发现早期的细微黏膜管壁，诊断应结合临床病史、内镜活检及实验室检查结果进行综合诊断。

三、食管瘘

食管瘘按其病因来看，可分先天性和后天性两类，如按瘘管部位与相通的器官不同，又可分为食管–气管瘘、食管–支气管瘘、食管–纵隔瘘及食管–纵隔–肺瘘。

（一）食管–气管或食管–支气管瘘

1. 临床特点　主要症状即进食后呛咳、肺部感染等。

2. X 线表现　造影时见造影剂进入气管或支气管，比较容易诊断。但要排除各种因素所造成的造影剂由咽喉部吸入气管内的假象，有怀疑时，应特别注意第 1 口造影剂通过的情况及瘘管影的显示（图 5 – 8）。

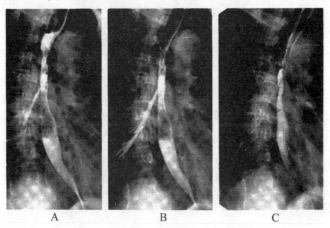

A　　　　　　B　　　　　　C

图 5 – 8　食管 – 气管瘘（食管癌病例）
口服造影剂后见食管中段造影剂外溢，与支气管沟通

（二）食管 – 纵隔瘘或食管 – 纵隔 – 肺瘘

1. 临床特点　单纯食管 – 纵隔瘘少见。主要症状为高热及胸骨后疼痛。

2. X 线表现　X 线下显示纵隔阴影明显增宽，造影时造影剂溢入纵隔内。当纵隔脓肿逐步增大，最后则向肺或支气管穿通，而形成食管 – 纵隔 – 肺瘘。这种病大多发生于肺脓肿，必要时进行碘油食管造影，可显示瘘管及造影剂进入肺内，X 线诊断较容易建立。

四、食管重复畸形（先天性食管囊肿）

1. 临床特点　食管重复畸形又称先天性食管囊肿，是较少见的先天性消化道畸形。系胚胎时期原始消化管头端的前肠发育畸形所致，多位于食管中段或下段，呈囊状或管状，可与食管相通，其囊内黏膜多数为胃黏膜，部分为肠黏膜、支气管黏膜组织或食管黏膜，可产生溃疡，可无临床症状。食管重复又称为副食管，较大的副食管可压迫气管引起呼吸困难，压迫食管产生吞咽困难，或副食管内溃疡出血，甚至穿孔等症状。

2. X 线表现　具体如下。

（1）正侧位胸片：可见副食管呈边缘清晰、密度均匀之块影，并压迫纵隔使之移位，或突向邻近肺野的块影（图 5-9）。

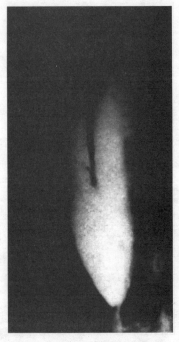

图 5-9　食管重复畸形
食管上段见重复畸形，下段融合扩张

（2）若副食管与食管相通，钡餐造影可显示副食管与食管平行，其远端为盲端，内有黏膜纹。

3. 鉴别诊断　具体如下。

（1）食管憩室：食管壁局限性腔外膨出而呈陷窝或盲袋状，易于鉴别。

（2）缺铁性吞咽困难综合征：有缺铁性贫血表现，内镜检查见咽下部和食管交界处附近有食管黏膜赘片形成，其特征性改变有利于鉴别。

4. 临床评价　食管重复畸形的发生可能与遗传有关。本病变不仅影响食管正常功能，而且易反复损伤继发炎症，旷久可能诱发恶变，故应提醒患者注意饮食方式及自我保护，追踪观察，定期复查，酌情处理。CT 和超声检查有助于本病的诊断和鉴别诊断。

五、食管黏膜下血肿

1. 临床特点　食管黏膜下血肿，主要是由于动物性尖锐骨性异物通过食管生理狭窄时所产生的继发性食管黏膜急性损伤性病变，偶尔也可由于烫伤或进食过快引起。在有血小板减少症、血友病或抗凝药治疗的患者中也可自行出现。主要发生于食管第 1、第 2 生理狭窄处，甚少见。主要症状为突发的胸骨后疼痛、呕血、吞咽痛、吞咽困难。

2. X 线表现　食管腔内黏膜层轮廓光滑的圆形或椭圆形充盈缺损，边缘清楚，形态轻度可变；如血肿破裂钡剂渗入血肿内，则形成腔内液 – 钡平面或腔内囊状钡剂充填影，钡剂渗入少并在立位时表现为腔内液 – 钡平面；当钡剂渗入多或卧位时表现为腔内囊状钡剂充填影（图 5 – 10）。

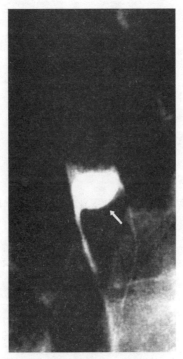

图 5 – 10　食管黏膜下血肿
食管钡棉透视点片示食管腔内椭圆形囊状钡剂充填，边缘清楚（箭头）

3. 鉴别诊断　如下所述。

（1）黏膜层良性肿瘤：血肿患者有明确的尖锐异物误吞史，疼痛不适大多较广泛或最痛点与发现病变部位相一致，短期复查血肿消失或明显缩小；良性占位性病变患者无症状或症状轻，短期复查病灶无变化。

（2）食管外压性病变或黏膜下占位性病变：通过切线位显示黏膜下层隆起性病变；血肿临床表现及病史典型，来源于黏膜层隆起性病变。

（3）食管憩室：憩室切线位于腔外，黏膜向内延伸，形态可变性大，钡剂可排空；血肿始终位于腔内，短期复查变小或消失。

（4）食管内气泡：气泡多发、圆形，通过重复服钡，可消失或下移；血肿位置固定且始终存在。

4. 临床评价 食管黏膜下血肿多由细小血管损伤引起，血肿往往较为局限，极少引起大出血。食管黏膜下血肿根据临床表现的特点及 X 线影像表现，结合短期复查血肿变小或消失等特点，不难做出明确诊断。

（李德刚）

第三节 胃部病变

一、慢性胃炎

1. 临床特点 慢性胃炎是成人的一种常见病，主要由于黏膜层水肿、炎症细胞浸润及纤维组织增生等造成黏膜皱襞增粗、迂曲，以致走行方向紊乱。

2. X 线表现 如下所述。

（1）胃黏膜纹有增粗、迂曲、交叉紊乱改变。

（2）由于黏膜皱襞盘旋或严重上皮增生及胃小区明显延长，则形成较多的约 0.5cm 大小息肉样透亮区。

（3）半充盈相上胃小弯边缘不光整及胃大弯息肉状充盈缺损，缺损形态不固定，触之柔软。

3. 鉴别诊断 胃恶性肿瘤：胃壁僵硬、蠕动消失，胃黏膜中断破坏，充盈缺损形态恒定不变。

4. 临床评价 X 线上只从黏膜皱襞相的变化来诊断胃炎是不可靠的。一些慢性胃炎就其本质来讲为萎缩性胃炎，进而加上增生及化生等因素，致使从肉眼及 X 线上都为肥厚性胃炎之征象。这样，从皱襞的宽度来判断为肥厚性胃炎还是萎缩性胃炎就不准确了。此外，皱襞的肥厚还受自主神经系的影响，甚至黏膜肌层的挛缩、药物的影响等也会导致皱襞的变化。

二、慢性胃窦炎

1. 临床特点 慢性胃窦炎是一种原因不太清楚而局限于胃窦部的慢性非特异性炎症，是消化系统常见疾病之一。临床上好发于 30 岁以上的男性，表现为上腹部饱胀，隐痛或剧痛，常呈周期性发作，可伴有嗳气、泛酸、呕吐、食欲减退、消瘦等，慢性胃窦炎还可表现为厌食、持续性腹痛、失血性贫血等。本症与精神因素关系密切，情绪波动或恐惧紧张时，可使症状加剧。副交感神经系统兴奋时也易发作。有些胃窦炎患者，上腹部疼痛症状与十二指肠球部溃疡相似。

2. X 线表现 如下所述。

（1）胃窦激惹：表现为幽门前区经常处于半收缩状态或舒张不全，不能像正常那样在蠕动波将到达时如囊状，但能缩小至胃腔呈线状。若有幽门痉挛，则可造成胃排空延迟。

（2）分泌功能亢进：表现如空腹滞留，黏膜纹涂布显示不良。

（3）黏膜纹增粗、增厚、紊乱，可宽达 1cm 左右，胃窦黏膜纹多呈横行，胃黏膜息肉样改变出现靶样征或牛眼征，胃壁轮廓呈规则的锯齿状，锯齿的边缘也甚光滑。

（4）当病变发展至肌层肥厚时，常表现为卧位时胃窦向心性狭窄，形态比较固定，一般可收缩至极细，但不能舒张，与正常段呈逐渐过渡或分界比较清楚。狭窄段可显示黏膜纹，多数呈纵行。而立位观察形态多接近正常。

（5）胃小区的形态不规则、大小不一，胃小沟密度增高且粗细不均、变宽模糊（图 5 –11）。

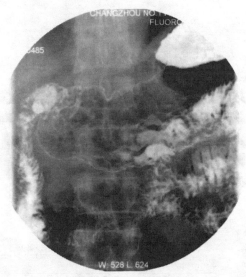

图 5 –11　慢性胃窦炎
胃钡透气钡双重造影示胃窦部胃小区形态不规则，大小不一，胃小沟增宽，
胃窦部胃壁边缘欠光整

3. 鉴别诊断　胃窦癌：黏膜纹显示僵硬、破坏，可伴有黏膜纹紊乱。胃窦多呈偏侧性狭窄变形，轮廓呈缺损性不规则。胃壁僵硬，蠕动完全消失。与正常胃壁边界截然、陡峭。扪诊检查，大多有质硬的肿块。胃窦炎黏膜纹主要表现增粗、迂曲、走行紊乱，无黏膜纹僵硬、破坏；胃窦多呈向心性狭窄变形，轮廓光整或锯齿状；病变区胃壁柔软度及蠕动存在或减弱，病变区边界常系移行性，故其边界多不够明确，多无肿块。胃镜在区分慢性胃窦炎与胃窦癌时有优势。

4. 临床评价　常规钡餐只能显示黏膜纹的改变，黏膜纹的宽度大于 5mm，边缘呈波浪状，是诊断胃窦炎的可靠依据。而低张力气钡双重造影能显示胃小区的改变，有利于胃窦炎的诊断。临床研究证明胃癌与萎缩性胃窦炎之间有着密切的关系。因此，早期诊治慢性胃窦炎非常重要。而上消化道钡餐造影检查与临床体征相结合，是诊断慢性胃窦炎的可靠依据。在实际工作中要注意胃窦炎与胃窦癌相区别。

三、浸润型胃癌

1. 临床特点　浸润型胃癌是胃癌中最少见的一型，癌肿主要沿着胃壁浸润型生长，胃壁增厚，黏膜面粗糙，颗粒样增生，黏膜层固定，有时伴有浅表溃疡。根据病变范围，可分为局限型及弥漫型。

2. X 线表现　病变范围可广泛或局限，病变区表现如胃壁僵硬、蠕动消失、胃腔缩小，黏膜纹破坏、紊乱，严重者如脑回状黏膜纹，可伴有不规则的浅在性的龛影。充盈相上胃轮廓不规则。如病变范围广，可使全胃缩小、僵硬如皮革囊袋，故又称革袋状胃或皮革胃。当幽门被癌肿浸润而失去括约能力时，则胃排空加快。个别病例可仅有胃壁僵硬、蠕动消失，而无黏膜纹破坏，亦应加以注意（图 5 – 12）。

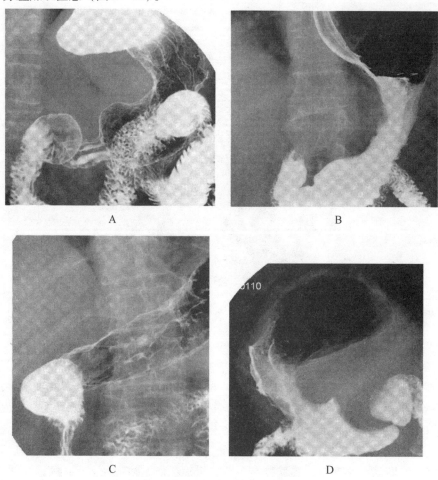

A

B

C

D

图 5 – 12 浸润型胃癌（胃体）

胃体胃壁僵硬、蠕动消失、胃腔缩小，黏膜纹破坏、紊乱

3. 鉴别诊断 如下所述。

（1）高张力角型胃：浸润型胃癌，黏膜皱襞消失，无蠕动波，且因幽门受浸润排空增快，有时可见因贲门口受浸润僵硬而引起的食管扩张，而角型胃及其食管柔软，不会出现食管扩张和排空增快，有助于两者的鉴别。

（2）胃淋巴瘤：见本节。

4. 临床评价 浸润型胃癌发病率较其他类型少，传统单对比造影检查时容易误诊为胃炎或正常。双对比检查，可降低胃张力，增加胃扩张程度，容易发现胃壁僵硬和胃腔狭窄，有利于诊断和鉴别。

四、胃淋巴瘤

1. 临床特点 起源于胃黏膜下层的淋巴滤泡组织，沿黏膜下层浸润生长，易导致管壁增厚，黏膜粗大及肿块形成。黏膜表面可保持完整，亦可产生溃疡。临床表现与胃癌相似，胃淋巴瘤发病率相对偏小，发病年龄较年轻，临床表现主要取决于肿瘤的病理学改变及生物学特征。但总的说来临床症状不太严重，而 X 线已明显提示胃部病变严重，这种临床表现与 X 线不相一致是一个特征。

2. X 线表现　其 X 线表现一般可分为 6 型：

（1）溃疡型：表现为龛影，其发生率较高，为最多的一种类型。溃疡的形态、大小、数目不一，多位于充盈缺损内，形态不规则或为盘状、分叶状、生姜状等。溃疡环堤常较光滑规则，部分尚可见黏膜皱襞与溃疡型胃癌的环堤常有明显的指压痕和裂隙征有所不同。邻近黏膜粗大而无中断破坏，病变区胃壁呈不同程度僵硬但仍可扩张，胃蠕动减弱但仍存在。

（2）肿块型：常表现为较大的充盈缺损，多见于胃体、窦部，呈分叶状，边界清楚，其内可有大小不等、形态不规则的龛影。

（3）息肉型：表现为胃内（体、窦部）多发性息肉状充盈缺损，直径多为 1～4cm，大小不等，边缘多较光整，也可呈分叶状，其表面可有大小不一的溃疡；周围环以巨大黏膜皱襞。病变范围广，但仍保持一定扩张度及柔软性，胃蠕动仍能不同程度地存在为其特征。

（4）浸润型：累及胃周径的 50% 以上，表现为胃壁增厚，蠕动减弱但不消失，病变范围和程度与胃腔狭窄程度不成比例，有时胃腔反而扩张。

（5）胃黏膜皱襞肥大型：表现为异常粗大的黏膜皱襞，为肿瘤黏膜下浸润所致。粗大的黏膜皱襞略显僵硬，但常无中断、破坏。于粗大皱襞之间可见大小不等的充盈缺损。

（6）混合型：多种病变如胃壁增厚、结节、溃疡，黏膜粗大等混合存在（图 5 -13）。

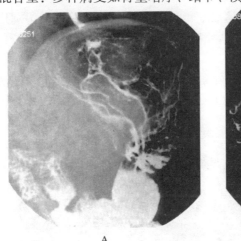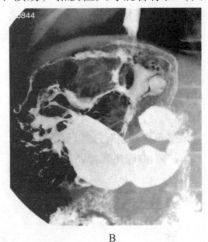

A　　　　　　　　　　　　　　　B

图 5 -13　胃淋巴瘤（混合型）
胃底胃体广泛黏膜破坏，可见充盈缺损、龛影

3. 鉴别诊断　如下所述。

（1）浸润型胃癌：首先，淋巴瘤胃壁僵硬、蠕动消失似浸润型胃癌的"革袋状胃"，但淋巴瘤压迫时胃壁可有一定的形态改变，不似胃癌僵直。同时，其胃壁边缘可见弧形充盈缺损，较多则呈"波浪"状，胃癌无此征象。其次，淋巴瘤黏膜破坏表现特殊，似多数大小形态不等的结节样充盈缺损构成，呈现凹凸不平状，充盈缺损表面不光整，可见不规则龛

影。这与胃癌的黏膜中断、消失不同。此外，淋巴瘤多为全胃受累、病变广泛，浸润型胃癌如未累及全胃，病变区与正常胃壁分界截然，有时可见癌折角，鉴别诊断不难。

（2）肥厚性胃炎：肥厚性胃炎可形成大小不等的凸起状结节，其结节为黏膜增生肥厚形成，表现为与黏膜相连，似黏膜扭曲形成，而淋巴瘤的结节表现为彼此"孤立"，与黏膜皱襞不连；此外，较重的肥厚性胃炎胃壁柔韧度降低，有时蠕动亦不明显，但不僵硬，与淋巴瘤不同。

4. 临床评价 胃淋巴瘤患者临床表现无特殊性，内镜活检有时难以取到深部浸润的肿瘤组织而不能做出准确诊断。GI 检查时多表现为多发结节状充盈缺损或多发肿块，周围黏膜皱襞推移、破坏不明显，可见收缩和扩张；CT 扫描可见胃壁增厚，多密度均匀，呈轻、中度均匀强化，或呈黏膜线完整的分层强化，可伴有大溃疡或多发溃疡形成，在三期扫描中胃的形态可变。由于胃淋巴瘤对胃的形态和功能的影响均与胃癌有所不同，因此，联合 GI 和 CT 两种检查方法既了解胃的病变形态和范围，又观察胃的扩张和蠕动功能，做出胃淋巴瘤的提示诊断；胃镜活检时多点深取，或在 CT 引导下肿块穿刺活检，不需手术而做出胃淋巴瘤的正确诊断。

五、胃溃疡

1. 临床特点 常见慢性病，男多于女，好发于 20～50 岁，主要大体病理是黏膜、黏膜下层溃烂深达肌层，使胃壁产生圆形或椭圆形溃疡，深径 5～10mm、横径 5～20mm，溃疡底可为肉芽组织、纤维结缔组织，溃疡口部主要是炎性水肿。临床主要症状即规律性上腹部饥饿痛。

2. X 线表现 龛影即溃疡腔被钡剂充填后的直接 X 线征象，正位显示为圆形或椭圆形钡斑，侧位观显示壁龛，据溃疡位于壁内、周围黏膜水肿、肌纤维收缩及瘢痕纤维组织增生等，而形成下述良性溃疡 X 线特征。

（1）壁龛位于腔外：若溃疡位于胃窦前、后壁或伴有胃窦变形时，壁龛影的位置往往难以确定，因而这一征象不易判断（图 5 – 14）。

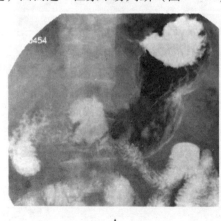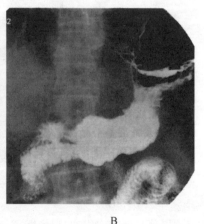

A   B

图 5 – 14 胃角溃疡

胃角处见小腔外龛影，周围黏膜呈放射状

（2）Hampton 线：不常见，系残留于溃疡口缘水肿的黏膜所形成，犹如溃疡口部一"垫圈"，切线位于龛影口边的上侧或下侧，呈宽 1～2mm 的窄透亮线，亦可见于整个龛边，使充盈钡浆的壁龛与胃腔分隔开。此征虽较少见，却是良性溃疡的特征。

（3）"狭颈"征和"项圈"征：系 Hampton 线及溃疡口周围肌层中等度水肿而构成。表现为 Hampton 线的透亮区明显增宽，至 5～10mm，位于壁龛上、下侧。轴位相加压时，于龛影周围形成"晕轮"状透亮带。

（4）"环堤"影：系溃疡口部以黏膜层为主的高度炎性水肿。钡餐检查，在适当压迫下取轴位观，呈一环状透亮带，内界较为明确，外界模糊不清，如同"晕轮"状；切线位则表现为一"新月"样透亮带，亦为溃疡侧边界明确，外界模糊不清。该透亮带无论是轴位还是切线位观，其宽度均匀，边缘较光整，黏膜纹直达环堤影边缘，此为良性"环堤"影特征。

（5）以溃疡为中心、分布均匀的放射状黏膜纹，为溃疡瘢痕组织收缩的表现，系良性溃疡的特征：壁龛旁黏膜纹略增粗或伴有黏膜纹轻度扭曲现象。纠集的黏膜纹大多到达龛边，但部分病例由于溃疡口部严重水肿，靠近壁龛的黏膜纹逐渐消失而显示不清。

另有认为，龛影边缘"点状投影"，系钡浆存留于皱襞内所造成，它提示该溃疡周围有黏膜增厚和放射状黏膜皱襞存在，因此是良性溃疡较为特征性表现。

上述黏膜纹无论它是何种表现，均应有一定的柔软度和可塑性，这一点不可忽视。

（6）新月形壁龛：它的产生是由于溃疡口缘黏膜严重的炎性水肿，并突向溃疡腔内而构成。钡餐造影时壁龛显示如新月形，其凹面指向胃腔，凸面指向胃腔外。

3. 鉴别诊断　溃疡型胃癌：癌肿内的恶性溃疡，大而浅，形态不规则，为"腔内龛影"，周围见高低、宽窄、形态不规则"环堤"，环堤内可见"尖角"征，龛影边缘有"指压"迹，龛影周围纠集的黏膜纹中断、破坏，邻近胃壁僵硬，蠕动消失等。骑跨于胃小弯的溃疡型癌，切线位加压投照时，呈"半月"征图像。这些均与良性溃疡不同，同时，良性溃疡临床上有节律性疼痛症状。

4. 临床评价　关于良性溃疡与溃疡性胃癌的鉴别，主要是依据龛影的大小形态和周围黏膜等情况。少数情况下慢性胃溃疡和溃疡性胃癌临床上缺乏特异性。X 线检查时，对溃疡大小、形态缺乏新的认识，X 线诊断有一定难度。"恶性特征"对恶性溃疡诊断意义虽然重要，但并非其独有，有些良性溃疡病变时间很长，瘢痕修复不能填充愈合坏死组织形成的龛影，反而因瘢痕收缩可使胃小弯缩短，形成假"腔内龛影"，且龛影大小可因溃疡周围瘢痕收缩较实际扩大。

（李德刚）

第六章　泌尿系统疾病的 X 线诊断

第一节　泌尿系统结石

一、肾结石

（一）常见症状与体征

肾区疼痛伴肋脊角叩击痛、血尿。

（二）X 线表现

X 线平片肾盂肾盏内均匀致密影，肾盂饱满，肾盏杯口平钝变形，肾脏轮廓较小。静脉肾盂造影片示肾盂肾盏形态与 X 线平片一致，健侧肾盂肾盏显影形态正常。输尿管及膀胱充盈显影正常（图 6 -1）。

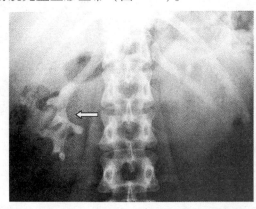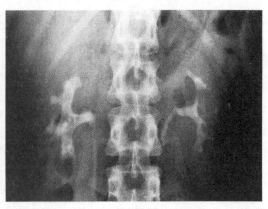

图 6 -1　肾结石

（三）诊断要点

（1）平片肾窦区及其附近单个或多个致密影。

（2）IVU 肾盂、肾盏积水，不显影或延迟显影。

（3）阴性结石肾盂肾盏内充盈缺损。

（四）鉴别诊断

1. 结核的钙化　后者在皮质内，有相应肾盏的破坏。

2. 胆石症　胆性结石位置偏前，肾结石偏后与脊柱重叠。

（五）比较影像学与临床诊断

（1）透视对 X 线平片上有疑问的阳性结石做多角度、多体位检查效果较好。

（2）阴性结石或 X 线平片难以确认的阳性结石，超声、CT 可提供较大的帮助。

二、输尿管结石

（一）常见症状与体征

肾绞痛，间歇性血尿。镜检：尿液红细胞阳性，肉眼血尿。

（二）X 线表现

尿路平片示横突旁"粒状"致密影，边缘光滑，逆行造影相对应的位置造影剂截断，肾盂、肾盏积水（图 6 – 2）。

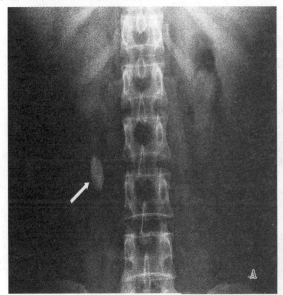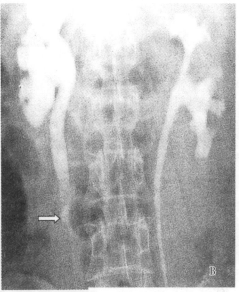

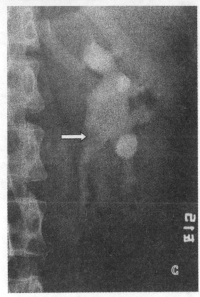

图 6 – 2　输尿管结石

（三）诊断要点

（1）X线平片常呈圆形、类圆形、枣核形等，位置与输尿管行径相符。

（2）结石嵌顿于输尿管生理狭窄处。

（3）造影表现为肾盂、肾盏显影延迟；肾实质显影密度高；肾盂、肾盏积水。

（4）阴性结石在静脉肾盂造影或逆行尿路造影时，可见输尿管扩张，充盈缺损，呈杯口状改变，在同一部位中断，输尿管中断处X线平片上无表现。

（四）鉴别诊断

结石常与肠袋及骨组织影相重叠不易确定，须与淋巴结钙化、盆腔静脉石、胰腺钙化、横突端骨影等相鉴别。

（五）比较影像学与临床诊断

（1）大多数输尿管结石在尿路平片上明确显示，可多发，甚至相邻排列在输尿管内呈串珠状改变。

（2）输尿管阴性结石在静脉肾盂造影或逆行尿路造影时显示，CT平扫、强化诊断准确。

（3）MRI较少应用于该病，B超对下段结石不敏感。

三、膀胱结石

（一）常见症状与体征

排尿突然中断，疼痛放射至远端尿道及阴茎头部，伴排尿困难和膀胱刺激症状。常有终末血尿，小便困难，日间较甚。小腹胀痛，排尿时刺痛。

（二）X线表现

膀胱区内椭圆形致密影，边缘光滑（图6-3）。

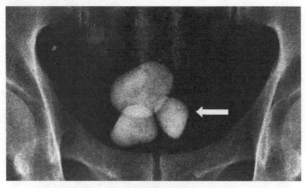

图6-3 膀胱结石

（三）诊断要点

（1）平片小骨盆中部圆形、椭圆形致密影，随体位而移动。

（2）造影片显示膀胱内充盈缺损。

（四）鉴别诊断

（1）输尿管下端结石较小，长轴与输尿管走行一致，位置偏高、偏外。

（2）前列腺结石通常为两侧性多发，位于耻骨联合附近。

（五）比较影像学与临床诊断

（1）膀胱阳性结石，X 线一般诊断不难。

（2）对疑有阴性结石或平片所见模棱两可时，造影检查能检出结石。

（3）B 超检查能发现强光团及声影，膀胱内强回声团随体位而改变。

（4）膀胱镜检查直接见到结石。

（5）直肠指检较大者可扪及。

（刘志国）

第二节　泌尿系统结核

一、肾结核

（一）常见症状与体征

尿频、尿急、尿痛，终末血尿，脓尿，腰痛和肾区肿块。

（二）X 线表现

肾上极肾盏顶端杯口边缘不齐如虫蚀状，密度不均匀，与之相连的肾盏、肾盂部分变形狭窄（图 6-4）。

（三）诊断要点

（1）X 线平片肾轮廓增大突出。

（2）肾区钙化或自截肾（图 6-4C）。

（3）造影肾实质破坏形成空洞与邻近肾盏相通，小盏的外侧有造影剂呈湖状或云絮状（图 6-4B）。

（4）肾小盏破坏形成狭窄（图 6-4A）。

（5）肾盂、肾盏不显影或显影延迟。

（四）鉴别诊断

1. 肾的钙化与肾结石区别　后者多在肾盂肾盏内，密度较高，边缘清晰，侧位与脊柱重叠。

2. 肾结核的血尿需与非特异性膀胱炎的血尿进行鉴别　前者尿呈酸性，尿蛋白阳性，有较多红细胞和白细胞，可找到抗酸杆菌，血沉较快，有肺结核病史。

（五）比较影像学与临床诊断

（1）泌尿系结核表现为一侧结核、对侧积水、挛缩膀胱。

（2）超声简单易行，对于中晚期病例可确定病变部位，常显示肾结构紊乱。KUB 可检出病肾局灶或斑点状钙化影或全肾广泛钙化。CT 对于中晚期肾结核能清楚地显示扩大的肾盏肾盂、皮质空洞及钙化灶。MRI 水成像对诊断肾结核和对侧肾积水有重要价值。

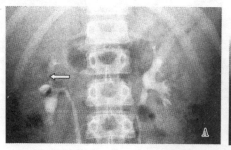
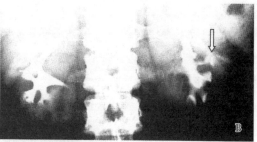
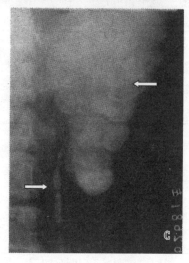

图6-4 肾结核

二、输尿管结核

（1）平片输尿管走行区钙化影。

（2）呈典型"串珠"状改变及不规则狭窄与扩张相间，呈"串珠"状充盈，输尿管管壁僵硬，粗细不均，边缘毛糙。

（刘志国）

第七章 骨骼与关节疾病的 X 线诊断

第一节 骨 折

X 线诊断骨折主要根据骨折线和骨折断端移位或断段成角。骨折线为锐利而透明的骨裂缝。

一、骨折类型

（1）青枝骨折：见图 7 –1。
（2）楔形骨折：见图 7 –2。
（3）斜形骨折：见图 7 –3。
（4）螺旋骨折：见图 7 –4。
（5）粉碎骨折：见图 7 –5。
（6）压缩骨折：见图 7 –6。

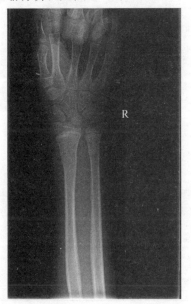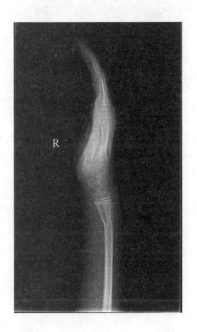

图 7 –1　青枝骨折

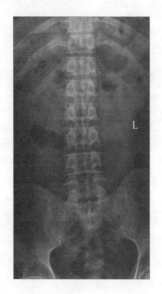
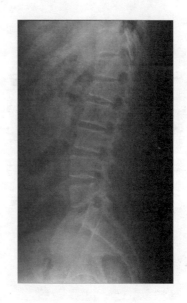

图 7 - 2　楔形骨折

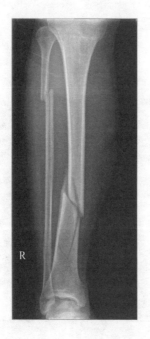
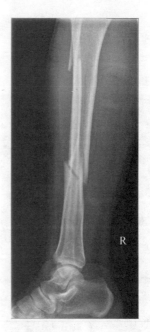

图 7 - 3　斜形骨折

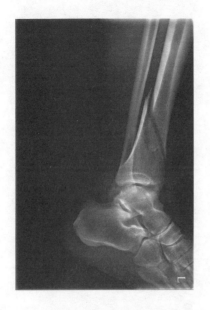
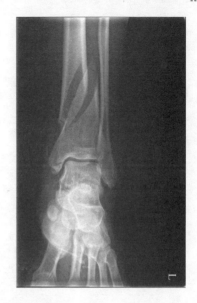

图 7 - 4　螺旋骨折

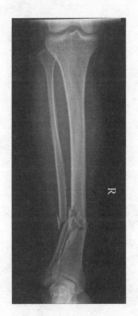
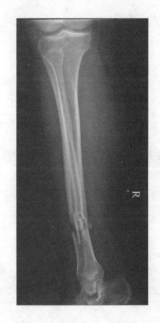

图 7 - 5　粉碎骨折

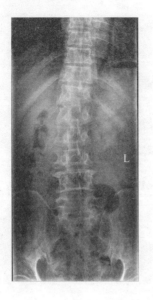
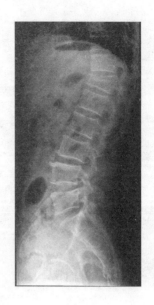

图7-6　压缩骨折

二、骨折移位

（1）成角：见图7-7。

（2）横向移位：见图7-8。

（3）重叠移位：见图7-9。

（4）分离移位：见图7-10。

（5）旋转移位：见图7-11。

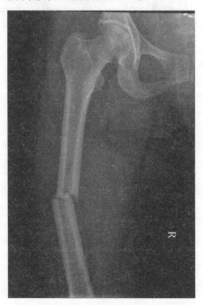
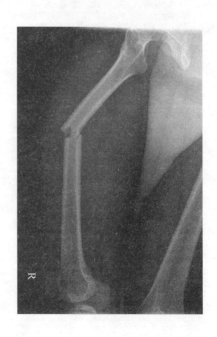

图7-7　成角

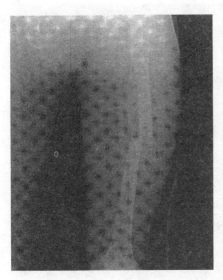
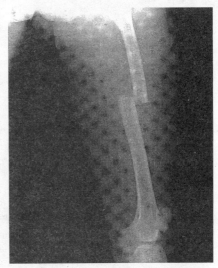

图 7-8　横向移位

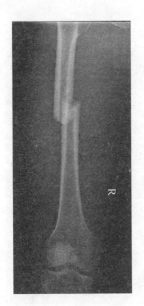
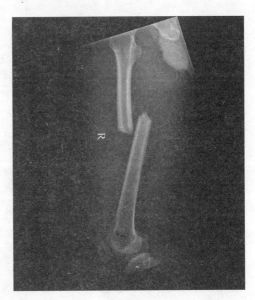

图 7-9　重叠移位

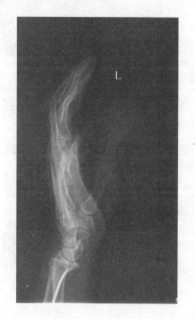
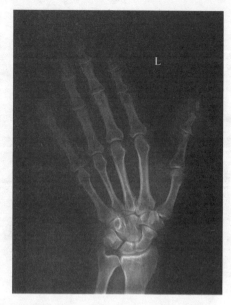

图 7 - 10   分离移位

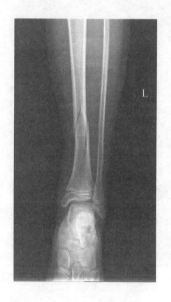
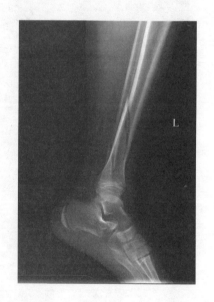

图 7 - 11   旋转移位

三、骨折愈合

骨性骨痂在骨折 2 ~ 3 周后形成。表现为断端外侧与骨干平行的梭形高密度影，即为外骨痂。同时可见骨折线模糊，主要为内骨痂、环形骨痂和腔内骨痂的密度增高所致。如骨折部位无外骨膜（如股骨颈关节囊内部分、手足的舟骨、月骨等）或骨膜受损而不能启动骨外膜成骨活动，则仅见骨折线变模糊。松质骨如椎体、骨盆骨等的骨折，也仅表现为骨折线变模糊。编织骨被成熟的板层骨所代替，X 线表现为骨痂体积逐渐变小、致密、边缘清楚，骨折线消失，断端间有骨小梁通过。骨折愈合后塑形的结果与年龄有关，儿童最后可以看不到骨折的痕迹。

（刘志国）

第二节　关节创伤

一、关节脱位

（1）肩关节脱位：根据肩关节损伤机制可分为前脱位和后脱位（图7-12）。

（2）肘关节脱位：常并发骨折，或伴有血管、神经损伤，以后方脱位多见（图7-13）。

（3）腕关节脱位：见图7-14。

1）月骨脱位：月关节间隙消失，侧位片上月骨脱出于掌侧。

2）月骨周围脱位：正位片头月重叠或关节间隙消失；侧位片见头部脱出月骨的关节面，向背侧移位。

（4）髋关节脱位：以后脱位多见，常伴有髋臼后上缘骨折。中心性脱位并发髋臼粉碎性骨折，股骨头突入盆腔。

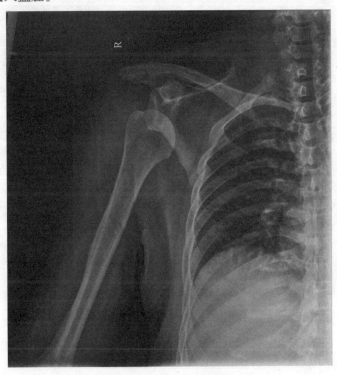

图7-12　肩关节脱位

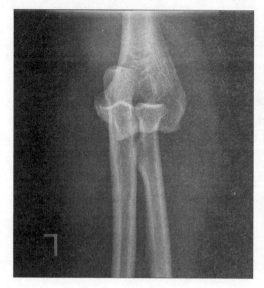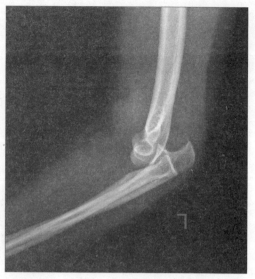

图 7 - 13　肘关节脱位

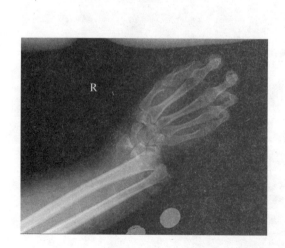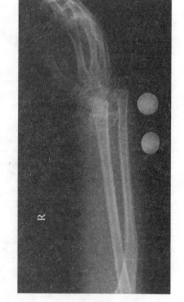

图 7 - 14　腕关节脱位

二、关节创伤

（1）肩袖撕裂：肩关节囊与肩山峰下三角肌滑液囊相通。

（2）肱骨外髁骨骺骨折：骨折线通过滑车部骺软骨，斜向外上方，达外髁干骺端。

（3）膝关节半月板的损伤：见图 7 - 15。

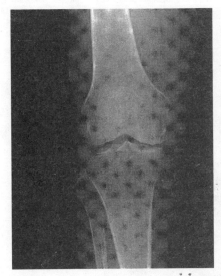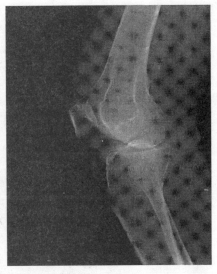

图 7－15　膝关节半月板的损伤

（刘志国）

第三节　骨结核

一、骨骺及干骺端结核

（一）X 线诊断要点

分为中心型和边缘型。

1. 中心型　病变位于骨骺、干骺端内，早期表现为局限性骨质疏松，随后出现弥散的点状骨质吸收区，逐渐形成圆形、椭圆形或不规则破坏区。病灶边缘清晰，骨质破坏区内有时可见砂粒状死骨，密度不高，边缘模糊，而化脓性骨髓炎死骨较大，呈块状。破坏性常横跨内后线。

2. 边缘型　病灶多见于骺板愈合后的骺端，特别是长管状骨的骨突处。早期表现为局部骨质糜烂。病灶进展，可形成不规则的骨质破损，可伴有薄层硬化边缘，周围软组织肿胀。

（二）临床联系

本病好发于骨骺与干骺端，发病初期，邻近关节活动受限，酸痛不适，负重、活动后加重。

二、骨干结核

（一）X 线诊断要点

1. 长管骨结核　X 线表现呈大片状、单囊或多囊样改变。继而侵及皮质，骨外膜增生成骨使骨干增粗。有的呈膨胀性改变，使骨干呈梭状扩张。如脓液反复外溢，则形成多层新骨，形如葱皮。以后骨膜新生骨与骨干融合，使骨干增粗。

2. 短管骨结核 X 线早期表现仅见软组织肿胀。手指呈梭形增粗和局部骨质疏松。继而骨干内出现圆形、卵圆形骨破坏，或呈多房性并向外膨隆，大多位于骨中央，长经与骨干长轴一致。病灶内有时可见粗大而不整的残存骨嵴，但很少见有死骨。病灶边缘大。

（二）读片

图 7 - 16，右手中指近节指骨囊状膨胀性骨质密度破坏区，骨皮质变薄，周围呈梭形软组织肿胀。

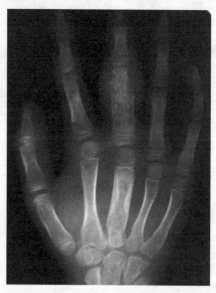

图 7 - 16 骨干结核

（三）临床联系

本病多见于 5 岁以上儿童。病变带为双侧多发，如发于近节指骨。可有肿胀等轻微症状，或无症状。

（刘志国）

第四节 骨肿瘤

一、良性骨肿瘤

（一）骨瘤

X 线诊断要点：颅骨骨瘤为一附着于骨板的骨性突起，常呈扁平状，边缘光滑整齐。一般肿瘤生长越快，其密度亦越低，体积也越大。根据其密度不同，可分致密型和疏松型。前者内部结构均匀致密，后者结构疏松。

读片：图 7 - 17，骨瘤。下颌骨体部中间偏右（右下第 3 牙根下方）可见一类椭圆形高密度影，边界清楚。

临床联系：骨瘤好发于颅骨，其次为颌骨，多见于颅骨外板和鼻旁窦壁。骨瘤可在观察期内长期稳定不增大或缓慢增大。较小的骨瘤可无症状，较大者随部位不同可引起相应的压迫症状。

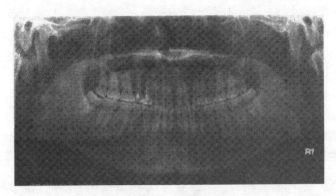

图 7 - 17　骨瘤

（二）骨软骨瘤

X 线诊断要点：肿瘤为一附着于干骺端的骨性突起，边界清楚。与骨骼相连处，可呈蒂状或宽基底。瘤体内含有软骨组织时，显示有透亮区。肿瘤生长活跃者，其表面之致密钙化多呈菜花状，其中常可见多数环状钙化。停止生长者，表面则形成光滑的线样骨板。

读片：图 7 - 18，滑膜骨软骨瘤。女，58 岁，左侧胫骨近端后方（相当于腘窝区）可见数个大小不等的类圆形密度增高影，位于滑膜腔内。

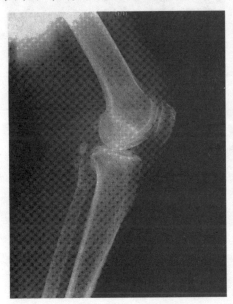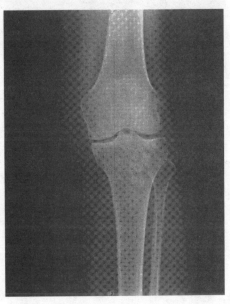

图 7 - 18　滑膜骨软骨瘤

临床联系：骨软骨瘤是最常见的骨肿瘤，好发于 10 ~ 30 岁，男性居多，早期一般无症状，仅局部可扪及一硬结，肿瘤增大时可有轻度压痛和局部畸形，近关节活动障碍。

（三）软骨瘤

X 线诊断要点：病变常开始于干骺部，随骨生长而生长。病变位于骨干者多为中心性生长为主，位于干骺端者以偏心性生长为主。内生性软骨瘤位于髓腔内，表现为边界清楚的类圆形骨质破坏区，多有硬化缘与正常骨质相隔。病变邻近的骨皮质变薄或偏心性膨出，其内缘因骨嵴而凹凸不平或呈多弧状。由于骨嵴的投影，骨破坏区可呈多房样改变。骨破坏区内可见小环形、点状或不规则钙化影，以中心部位多见。

读片：图 7-19，软骨瘤。右手第 3 掌骨中段可见囊状低密度影，边缘清楚，骨皮质膨胀变薄，周围未见骨膜反应。

临床联系：本病多发生于 11~30 岁男性，好发于手、足短管状骨，主要症状为轻微疼痛和压痛，表浅局部肿块，运动轻度受限。

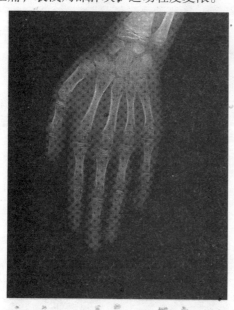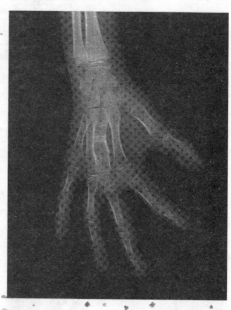

图 7-19　软骨瘤

（四）骨巨细胞瘤

X 线诊断要点：肿瘤好发于干骺愈合后的骨端，多呈膨胀性多房状偏心性骨破坏。有的肿瘤膨胀明显，甚至将关节对侧的另一骨端包绕起来，形成皂泡状影像。随肿瘤的发展，其中心部的皂泡影逐渐消失，而边缘又出现新的皂泡影。

肿瘤向外生长，骨内膜不断破骨，骨外膜不断形成新骨，形成骨壳。肿瘤生长缓慢者，骨壳多较完整；生长活跃者骨壳呈虫蚀样破坏。

临床联系：本病多发于 20~40 岁，以膝关节所属的骨端最常见。临床症状与发病部位及生长速度有关。通常为间期性隐痛。较大肿瘤触之有乒乓球感。如肿瘤突然生长加速，疼痛增剧，则有恶变的可能。

（五）软骨母细胞瘤

X 线诊断要点：肿瘤多位于干骺愈合前的骨骺，病灶多为圆形或不规则形局限性骨破坏区，常为偏心型。病变可突破骨端进入关节，亦可向干骺端蔓延。病变边缘清楚，周围多有较厚的硬化缘。病变易突破骨皮质，在软组织内形成肿块。

临床联系：本病多见于青少年，男性居多，好发于四肢长骨，发病缓慢，一般症状轻微，主要为邻近关节不适、积液、局部疼痛、肿胀、活动受限。

（六）软骨黏液样纤维瘤

X 线诊断要点：为位于干骺端偏心性囊样膨胀性透亮区。病变内有骨嵴为多房型，呈蜂窝状改变，病变内无骨嵴为单房型，多为椭圆形或圆形的透亮区。前者常与骨长轴一致。后者多向横的方向膨胀，易突破骨皮质，侵入软组织。部分骨皮质中断后，残余的骨壳呈弧状改变，表现较为特殊。肿瘤近髓腔侧呈扇状增生硬化，外缘膨胀变薄呈波浪状改变，有时肿瘤膨胀较明显，可超越关节间隙，包埋关节。

临床联系：肿瘤多见于 30 岁以下，好发于长骨干骺端，尤以胫骨上段较多。临床症状可有轻度疼痛，常因触及肿块而就诊，或因外伤经 X 线检查而被发现。

（七）非骨化性纤维瘤

X 线诊断要点：肿瘤多位于长骨干骺端距邻近骨骺板 3~5cm 处，多呈偏心性，为局限于皮质内或皮质下单房或分叶状透明区，呈椭圆形或圆形，境界清楚，病灶长轴与骨干纵轴平行。病变周围常环以薄的或厚薄不均的凹凸不平的硬化带，骨皮质膨胀变薄，亦可增厚或出现骨皮质缺损，透明区内有不规则骨嵴间隔。无骨膜反应，软组织多无改变。

读片：图 7-20，骨巨细胞瘤。胫骨近段外侧髁骨质破坏，骨皮质明显变薄，部分似不连续，周围未见骨膜反应。

临床联系：临床上多见于青少年，30 岁以上罕见。胫骨上端及股骨下端为好发部位。多为单发，病程缓慢，可有局部轻度疼痛。

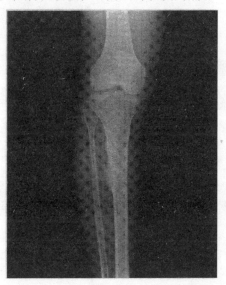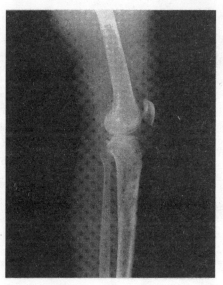

图 7-20　非骨化性纤维瘤

（八）多发性骨髓瘤

X 线诊断要点：多发性穿凿状的溶骨性破坏，普通性骨质疏松。随病变发展，可出现大片状骨质溶解消失。不规则的骨质破坏伴有软组织肿块者，常为生长迅速的征象；边缘清楚锐利伴有分房状膨胀改变者，多为缓慢发展的病变。此外，病变局限于骨髓内，骨小梁破坏较轻，X 线片可无明显异常。

临床联系：本病多发于 50 ~ 60 岁，以男性较为多见，好发部位是颅骨、脊柱、骨盆、肋骨和四肢长骨。主要症状常为全身性普遍性疼痛，而以胸背部和腰骶部较明显。疼痛初为间歇性，后发展为持续性剧痛。可有多发性病理骨折，进行性贫血、发热、消瘦和易并发肺部感染。

（九）骨样骨瘤

X 线诊断要点：主要表现为直径不超过 2cm 的透亮瘤巢和其周围的骨质硬化。在肿瘤发展过程中，瘤巢中心可出现钙化和骨化，与周围的硬化间隔以环形透亮区，此为本病的特征性表现。

临床联系：本病为良性成骨性肿瘤，多见于 30 岁以下青少年，以患部疼痛为重，夜间加重。疼痛可发生在 X 线征象出现之前，服用水杨酸类药物可缓解疼痛。

（十）骨母细胞瘤

X 线诊断要点：肿瘤大小在 2 ~ 10cm，主要为一囊样膨胀性密度减低区，其密度的改变，随肿瘤所含的成分而异。早期多显示为一密度较低的透亮区，以后随钙化或骨化的出现密度逐渐增高，可表现为弥漫性密度不均的增高，或呈散在性的斑块状钙化或骨化。

临床联系：本病绝大多数为良性，男性多于女性，局部疼痛不适为最常见的症状。服用水杨酸类药物无效。

二、原发性恶性骨肿瘤

（一）骨肉瘤

X 线诊断要点如下。

1. 瘤骨　是肿瘤细胞形成的骨组织，瘤骨的形态主要有以下几种。

（1）针状：多与骨皮质呈垂直状或放射状，大小不一，位于骨外软组织肿块内。

（2）棉絮状：密度较低，边缘模糊，分化较差。

（3）斑块状：密度较高，边界清，分化较好。

2. 骨质破坏　早期，骨皮质表现为筛孔状和虫蚀状骨质破坏；骨松质表现为斑片状骨质破坏。晚期，破坏区互相融合，形成大片状骨质缺损。

3. 骨膜增生　骨肉瘤可引起各种形态的骨膜新生骨和 codman 三角。

4. 软组织肿块　境界多不清楚，密度不均，可含有数量不等的瘤骨，肿块多呈圆形或半圆形。

读片：图 7 - 21，骨肉瘤。男，20 岁。右侧股骨中远段膨胀性骨质破坏，骨质密度不均。

临床联系：本病为最常见的骨恶性肿瘤，多见于男性，好发年龄 11 ~ 20 岁，恶性程度高，进展快，易发生肺转移。疼痛、面部肿胀和运动障碍为三大症状。

（二）软骨肉瘤

X 线诊断要点：主要为骨质破坏、软组织肿块和肿瘤钙化。

1. 中心型　呈溶骨性破坏，边缘不清，邻近骨皮质可有不同程度的肿胀、变薄，骨皮质或骨性包壳可被破坏而形成大小不等的软组织肿块。骨破坏区和软组织肿块内可见数量不等、分布不均、疏密不一或密集成堆或稀疏散在的钙化影。钙化表现为密度不均、边缘清晰或模糊的环形、半环形或沙砾样。

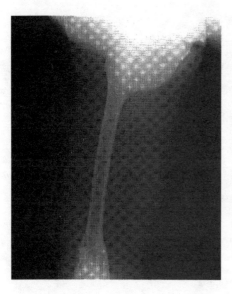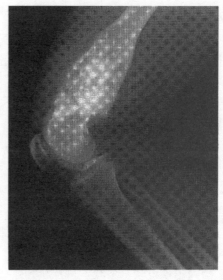

图 7 – 21　骨肉瘤

2. 周围型　多由骨软骨瘤恶变而来，表现为软骨帽不规则增厚变大，边缘模糊，并形成不规则软组织肿块，其内出现不同形状的钙化影。

读片：图 7 – 22，软骨肉瘤。男，68 岁，左侧尺骨远段可见局限性破坏区，边缘模糊不清，似有轻微膨胀及骨膜增生，局部软组织层次模糊，密度增高。

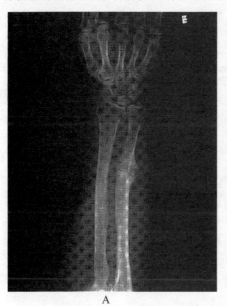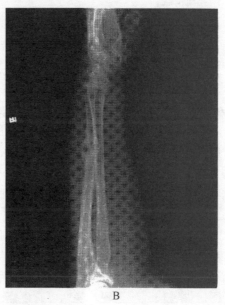

A　　　　　　　　　　　　　　　　　B

图 7 – 22　软骨肉瘤

A. 正位；B. 侧位

本病发病仅次于骨肉瘤，多见于男性，以股骨和胫骨最为常见，主要症状是疼痛和肿胀，并形成质地较坚硬的肿块。

（三）骨纤维肉瘤

X 线诊断要点如下。

1. 中央型　边缘模糊的溶骨性破坏，周围呈筛孔样改变，一般无骨膜反应，无反应性骨硬化。

2. 周围型　表现为股旁软组织肿块和邻近部位的骨皮质毛糙、压迫性缺损或虫蚀样破坏，亦可穿破皮质侵入骨髓腔。

本病多见于 20～40 岁男性，好发于四肢长骨干股后端或骨干，主要表现有局部疼痛和肿胀，可有病理性骨折。

（四）滑膜肉瘤

X 线诊断要点如下。

（1）关节附近或跨越关节软组织呈结节状或分叶状肿块，密度均匀，边缘光整，与周围软组织分界清楚。

（2）瘤内出现点状、条状、斑片状、弧状钙化。

（3）跨越关节侵犯数骨的骨质破坏，常为鼠咬状或囊状骨质破坏，病变区可有斑点状钙化。弥漫性迅速生长者，可有大片溶骨性破坏，表现为干骺端骨质破坏、消失。

（4）肿块附近可有骨膜反应，形态不一，可呈葱皮样、放射状或不规则状，但较少见。

本病高发年龄为 20～30 岁，好发于膝、肘部位，主要表现为肿块和疼痛。在 X 线平片上表现不典型者，动脉造影更有诊断价值。

（五）骨肉瘤

X 线诊断要点：根据 X 线上不同表现，可分为 4 型。

1. 硬化型　肿瘤呈圆形或类圆形，瘤体致密浓的，边缘清晰，可有短毛刺，瘤体大部分紧贴骨皮质，与骨皮质间有较小的缝隙，邻近骨皮质多不受侵，呈分叶状者，可见分叶透亮间隙。软组织被推移位。

2. 发团型　肿瘤呈圆形，大部致密瘤骨表现为顺向的梳发样，边缘呈不连续之壳状，基底部密度较高，形成较典型的发团状，此为肿瘤主体。其余瘤骨少而不规则，钙化较多，肿瘤与骨皮质关系较密切，可压迫侵及骨皮质，软组织被推压移位。

3. 骨块型　肿块呈长形或肾形，大小不一，边缘整齐清楚，孤立于骨皮质之外，纵轴与骨干纵轴平行，肿瘤与骨皮质间可有明显间隙，有的骨块有蒂与骨相连，其余部分完全不与骨相连。瘤内密度不均匀，可有钙化。

4. 混合型　为上述各型的混合表现，但均不典型。瘤骨、瘤软骨分布不均，围绕骨生长，骨皮质甚至骨髓腔均可受侵，瘤内可见不规则钙化，可有骨膜反应，软组织肿胀明显。

本病高发于 30～40 岁，好发于长骨干骺端，尤其骨干下端腘窝部。症状轻微，局部有无痛性、固定性肿块，质地硬。晚期可有疼痛。

（六）尤因肉瘤

X 线诊断要点：病变区有大小不一的斑片状骨质破坏，周围骨皮质呈虫蚀样破坏。骨膜反应可呈葱皮样，随肿瘤的发展，表现为断续不连或虫蚀状，在骨膜新生骨中断处，常出现细小放射状骨针。肿瘤突破骨皮质，境界不清的软组织内肿块。当骨膜新生骨被破坏时，可出现袖口征。

本病好发年龄为 5～15 岁，发生部位与年龄及红骨髓分布有关。全身症状类似骨感染，局部症状以疼痛为主，早期可发生转移，对放射治疗相当敏感为本病的特点之一。

（七）骨原发性网状细胞肉瘤

X 线诊断要点：病变起于骨干或干骺端，沿骨长轴呈广泛的斑片状溶骨性破坏，骨膜反应不明显，是本病发生于长骨的主要特点。此外，有的表现为临床病变范围广泛，而骨的破坏呈溶冰状改变，亦是本病的相对特点之一。早期在髓腔出现多数颗粒状或小片状溶骨区，边缘模糊。有的小破坏区间尚有残留骨小梁，则可有网格状表现。骨髓腔略膨胀，骨皮质变薄，以后破坏区逐渐融合扩大，严重者骨结构大部消失。肿瘤发展可沿髓腔呈匀称性蔓延，或向一侧发展较快。突破骨皮质后形成软组织肿块。一般无骨膜改变。

本病好发于中年人，早期为患处间歇性钝痛，晚期可有持续性剧痛，多伴软组织肿块。骨破坏广泛而症状较轻，邻近关节的肿瘤还可引起滑膜炎。

（八）骨髓瘤

X 线诊断要点：多发性穿凿状的溶骨性破坏，普遍性骨质疏松。随病变发展，可出现大片状骨质溶解消失。不规则的骨质破坏伴有软组织肿块者，常为生长迅速的征象；边缘清楚锐利伴有分房状膨胀改变者，多为缓慢发展的病变。此外，病变局限于骨髓内，骨小梁破坏较轻，X 线片可无明显异常。

本病多见于 40 岁男性，好发于富含红骨髓的部位，临床表现复杂，除骨骼系统表现外，还有泌尿系统、神经系统、血液系统表现。

（九）脊索瘤

X 线诊断要点如下。

1. 骶尾部脊索瘤　为肿瘤的最好发部位，表现为膨胀性溶骨性破坏，可有残存骨片及钙化，且常在骶骨前后形成软组织肿块。肿瘤与正常骨分界不清。

2. 颅底部脊索瘤　肿瘤常位于蝶枕软骨联合部，蝶鞍附近。除溶骨性骨质破坏外，可见钙化。

3. 脊柱部　常发生于上部颈椎，病变呈溶骨性膨胀性改变并向周围蔓延，形成椎旁软组织肿块（可有钙化），可有残存骨片和钙化。

本病多见于男性，可发生在任何年龄。病程长，主要症状为患部持续性隐痛。

三、转移性骨肿瘤

X 线诊断要点：骨转移 X 线表现为溶骨型、成骨型和混合型。

1. 溶骨型　最常见。长骨的转移瘤多在干骺端的骨松质，表现为单发或多发斑片状骨质破坏。随病变的发展融合扩大，形成大片状骨质破坏缺损，常并发病理骨折，无骨膜增生和软组织肿块。发生于扁骨者，多表现为大小不等的骨质破坏区，有融合倾向，或可见软组织肿块影。发生于脊柱者，见椎体广泛性破坏，椎间隙保持完整。椎弓根受侵。

2. 成骨型　多由生长缓慢的肿瘤引起。X 线表现为多发性边缘模糊的结节状或雪片状致密阴影。病灶扩大融合则成为大块状硬化灶。亦可刺激骨膜产生新生骨使病骨增厚，有时可有放射状骨针。

3. 混合型　兼有成骨和溶骨变化。

读片：图 7-23，转移性骨肿瘤。女，56 岁，于尺桡骨远端可见不规则囊状骨质减低区，尺骨茎突下方骨皮质不连续，周围软组织密度增高。

本病多见于中、老年人，男性为多。转移途径主要为血行转移，表现主要是疼痛，多为持续性，夜间加重。有时可出现肿块、病理骨折和压迫症状。

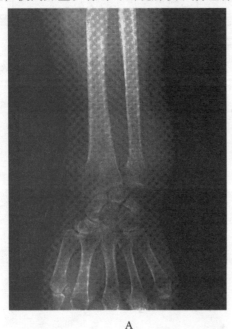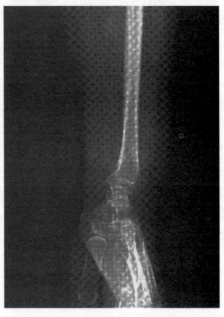

A　　　　　　　　　　　　　　B

图 7-23　转移性骨肿瘤

A. 正位；B. 侧位

四、骨肿瘤样病变

（一）骨纤维异常增殖症

X 线诊断要点：X 线表现可分为 4 种改变，常数种并存，亦可单独存在。

1. 囊状膨胀改变　表现为囊状膨胀的透亮区，边缘硬化而清晰，皮质变薄。囊内可见散在的条索状骨纹或斑点状致密影。

2. 磨玻璃样改变　正常骨纹消失，髓腔闭塞而形如磨玻璃状，常并发于囊状膨胀性改变之中。常见于长管骨和肋骨。

3. 丝瓜瓤状改变　患骨膨胀增粗，皮质变薄甚至消失，骨小梁粗大而扭曲，颇似丝瓜瓤状。常见于肋骨、股骨和肱骨。

4. 虫蚀样改变　表现为单发或多发的溶骨性破坏，边缘锐利如虫蚀样，有时酷似溶骨性转移性破坏。

颅面骨的改变主要为外板和板障的骨质膨大、增厚和囊性改变，呈现磨玻璃样或骨硬化。

本病多见于 11~30 岁男性。病程较长，早期常无任何症状，发病越早其后症状越明显，可引起肢体的延长或缩短，持重骨可弯曲，出现跛行或疼痛。

（二）畸形性骨炎（Paget 病）

X 线诊断要点：一般分为海绵、硬化和混合 3 型。海绵型以骨质吸收为主，硬化型以修复为主，混合型则吸收和修复并存。本症病变范围广，骨盆常呈三角形。有时在长骨的病变区，骨皮质上下有 V 形密度减低分界线，在颅骨表现为颅板增厚，边缘模糊如羊毛状或棉球样，其中可见多数密度增高或减低阴影。在椎体的病变，常显示椎体变扁加宽，有时密度增高，或在椎体边缘出现密度增深层，犹如方框状。

中老年人易患本病，发病缓慢，主要为骨增大、变形。发生在颅骨、膝、髋关节者可出现疼痛。

（三）骨囊肿

X 线诊断要点：囊肿多位于干骺端或骨干髓腔内，多为单发，呈圆形、卵圆形或柱状，单房型居多，为一界限分明、边缘光滑、呈中心性生长的透明区。囊肿向外膨胀生长，皮质变薄，外缘光滑并有菲薄的硬化边。囊肿内部透光度较强，囊内可见少许纤细的条状骨间隔，骨壁有多条骨嵴存在，形如多囊，称多房性骨囊肿。

本病最常见于 20 岁以下，好发于长管状骨，患者一般无明显症状，或仅有隐痛。多数有局部外伤史。

（四）动脉瘤样骨囊肿

X 线诊断要点：发生于长骨者，多偏心性生长于骨干和干骺端的一侧，骨膨大如气球状，其外覆盖以由骨膜形成的壳，囊内可见较粗的分隔或骨嵴，呈皂泡状。

本病病因不明，各年龄均可发病。临床症状轻，主要为局部肿胀疼痛，呈隐袭性发病。

（五）组织细胞增生症和类脂质代谢障碍

1. 骨嗜酸性肉芽肿　X 线诊断要点：脊椎可单个或多个受侵，椎体呈楔状或平板状变扁。颅骨骨质破坏可呈"地图样"外观，其内可有"纽扣状"死骨。病灶多发时，可同时累及髂骨、坐骨和耻骨，呈分房状膨胀性破坏，边缘有硬化带环绕，严重者可侵犯骶髂关节。坐骨和耻骨破坏常呈溶骨性，颇似骨转移瘤或结核。长骨破坏区位于骨髓腔，呈中心性单囊或多囊状膨胀性破坏，边缘清，常伴有层状骨膜反应。

本病好发于儿童及青年，大多发生于躯干、扁骨和长骨，其中以脊椎、颅骨最为好发。全身症状少，局部主要为疼痛、肿胀和肿块，可有病理性骨折。

2. 黄脂瘤病　X 线诊断要点：颅骨为最好发部位，其次为颌骨、髂骨和肋骨等。肺部改变主要有肺门增大，肺纹理增多、紊乱并夹杂小结节病灶。齿槽骨破坏可致牙齿歪斜或呈"悬浮"状。眼眶、蝶鞍及其他部位骨骼均可出现骨破坏区及软组织肿块。

本病多发生于 5 岁以下，男性多于女性，典型表现有颅骨缺损、尿崩症和突眼三大症状。

（刘志国）

第三篇　CT 诊断

第八章　呼吸系统疾病的 CT 诊断

第一节　肺肿瘤

一、肺癌

肺癌是我国最常见的恶性肿瘤之一，其 CT 诊断占有十分重要的地位。

由于 CT 图像密度分辨率高，影像无重叠，能检出微小早期病变，能发现纵隔肿大的淋巴结，确定肿瘤侵犯胸膜的范围，确定肿瘤与周围大血管关系等诸多优点，现已愈来愈广泛地用于肺癌的诊断。随着 CT 技术的不断开发，扫描设备的不断改进以及在肺癌 CT 诊断方面经验的不断积累，CT 在肺癌的诊断上将发挥更重要的作用，它在肺癌的早期诊断、病期的确定，临床治疗效果的观察方面具有重要价值。

（一）病理

组织学分类：可分为五种类型，即：①鳞癌；②未分化癌：又可分为大细胞癌与小细胞癌；③腺癌；④细支气管肺泡癌；⑤还有以上这几种类型的混合－混合型：如腺鳞癌。

鳞癌：在支气管肺癌中发生率最高，鳞癌较多发生于大支气管，常环绕支气管壁生长，使支气管腔狭窄，亦可向腔内凸出呈息肉样，其空洞发生率较其他类型高。鳞癌生长较慢，病程较长，发生转移较晚。鳞癌的发展趋向于直接侵犯邻近结构。

未分化癌：未分化癌的发生率仅次于鳞癌约占 40%，发病年龄较小，其生长速度快，恶性程度高，早期就有淋巴或血行转移。未分化癌大多向管壁外迅速生长，在肺门区形成肿块，较少形成空洞。

腺癌：腺癌发生率仅次于鳞癌和未分化癌，约占 10%，腺癌较多发生于周围支气管，亦能形成空洞，但较鳞癌少见，腺癌较易早期就有血行转移，淋巴转移也较早，较易侵犯胸膜，出现胸膜转移。

细支气管肺泡癌：它起源于终末细支气管和肺泡上皮，其发生率占 2%～5%，分为孤立型、弥散型与混合型，细支气管肺泡癌生长速度差异很大，有的发展非常迅速，有的病例发展非常缓慢，甚至可多年保持静止。

根据肺癌的发生部位可分为中央型、周围型和弥漫型。根据肿瘤形态可分为六个亚型，即中央管内型，中央管壁型，中央管外型，周围肿块型，肺炎型及弥漫型。

中央管内型：中央管内型是指癌瘤在支气管腔内生长，呈息肉状或丘状附着于支气管壁上。肿瘤侵犯黏膜层或（与）黏膜下层，可引起支气管不同程度阻塞，产生肺不张，阻塞性肺炎，支气管扩张或肺气肿。

中央管壁型：中央管壁型是指肿瘤在支气管壁内浸润性生长，也可引起支气管腔的不同程度狭窄。

中央管外型：中央管外型是指肿瘤穿破支气管壁的外膜层并在肺内形成肿块。可产生轻度肺不张或阻塞性肺炎。

周围肿块型：周围肿块型表现为肺内肿块，其边缘呈分叶状或规整，瘤肺界面可有或无间质反应，也可有一薄层肺膨胀不全圈。肿块内可形成瘢痕或坏死，当肿瘤位于胸膜下或其附近时因肿瘤内瘢痕收缩，肿瘤表面胸膜可形成胸膜凹陷，肿瘤坏死经支气管排出后，可形成空洞。

周围肺炎型：肺癌可占据一个肺段大部，一个肺段或一个以上肺段，有时可累及一个肺叶。其病理所见与大叶性肺炎相似，肿瘤周边部与周围肺组织呈移形状态，无明显分界。此型多见于细支气管肺泡癌。

弥漫型：弥漫型肺癌发生于细支气管与肺泡上皮。病灶弥漫分布于两肺，呈小灶或多数粟粒样病灶，亦可两者同时存在，此型多见于细支气管肺泡癌。

（二）临床表现

肺癌在早期不产生任何症状，多数在查体时才发现病变。最常见的症状为咳嗽，多为刺激性呛咳，一般无痰，继发感染后可有脓痰，其次为血痰或咯血，为癌肿表面破溃出血所致，一般多是痰中带有血丝。

肺癌阻塞较大的支气管，可产生气急和胸闷，当支气管狭窄，远端分泌物滞留，发生继发性感染时可引起发热。

肿瘤侵犯胸膜或胸壁可引起胸痛，当胸膜转移时，如产生大量胸腔积液，可出现胸闷，气急。

肺癌常转移至脑，其临床表现与原发脑肿瘤相似。纵隔内淋巴结转移，可侵犯膈神经，引起膈麻痹，侵犯喉返神经可引起声音嘶哑。上腔静脉侵犯阻塞后，静脉回流受阻，可引起脸部，颈部和上胸部的水肿和静脉怒张。尚可引起四肢长骨、脊柱、骨盆与肋骨转移，往往产生局部明显的疼痛及压痛。有的患者可引起内分泌症状。肺上沟癌侵犯胸壁，可产生病侧上肢疼痛，运动障碍和水肿。

（三）CT表现

1. 中央型肺癌　CT能显示支气管腔内肿块（图8-1），支气管壁增厚（图8-2），支气管腔狭窄与阻断（图8-3、图8-4、图8-5），肺门区肿块等肺癌的直接征象，继发的阻塞性肺炎与不张（图8-6），以及病灶附近或（和）肺门的淋巴结肿大等。CT对于显示右上叶前段、后段、右中叶，左上肺主干与舌段支气管，以及两下肺背段病变较常规X线平片和断层为优，CT可显示支气管腔内和沿管壁浸润的早期肺癌（图8-7）。

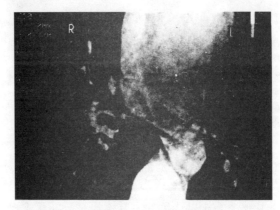

图 8 - 1　中央型肺癌

右肺下叶背段支气管开口处有一小丘状软组织密度结节影，直径 7mm，向下叶支气管腔内突入，使之变窄。病理证实为下叶背段低分化鳞癌

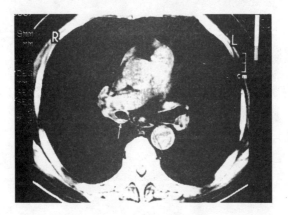

图 8 - 2　中央型肺癌

右中间段支气管变窄，后壁增厚（↑），病理证实为鳞癌

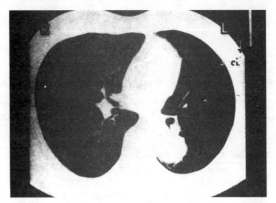

图 8 - 3　中央型肺癌

左肺下叶背段支气管变窄，其远端有一类圆形肿块，病理证实为结节型黏液腺癌

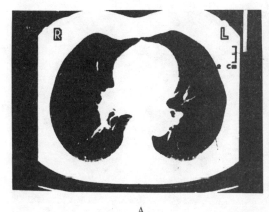

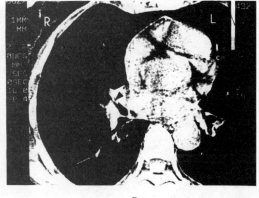

A   B

图 8－4　中央型肺癌

女，55岁，痰中带血一个月，伴胸闷气短，痰中发现腺癌细胞。A. CT平扫右中叶支气管层面，肺窗示右中叶支气管腔显示不清；B. 相应层面纵隔窗示右中叶支气管狭窄；手术病理证实为腺癌

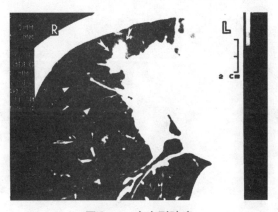

图 8－5　中央型肺癌

右肺门区肿块，中叶支气管明显变窄并阻断，肿块远侧有模糊片影（↑），斜裂（△）向前移位，活检证实为鳞癌

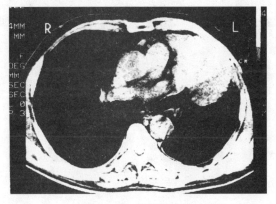

图 8－6　中央型肺癌

左上叶支气管狭窄阻断，远侧有软组织密度肿块，纵隔旁有楔形实变影，纵隔向左侧移位，所见为肺癌（鳞癌）并发肺不张

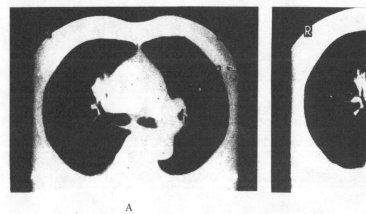
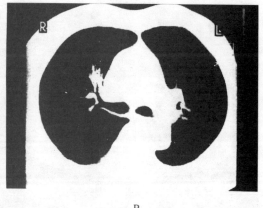

图 8 - 7　早期中央型肺癌

男，61 岁，患者因肺部感染住院。A. 示右上肺前段片状密度增高影；B. 经治疗后右上肺片影吸收，但示前段支气管狭窄，壁厚僵硬，普通 X 线检查阴性，手术病理证实为早期鳞癌

2. 周围型肺癌　周围型肺癌在 CT 上显示有一定特征，即使小于 2.0cm 的早期肺癌，也有明确的恶性 CT 征象。

（1）形态：多为圆形和类圆形的小结节（或肿块），但也有的可呈斑片状或星状（图 8 - 8、图 8 - 9）。

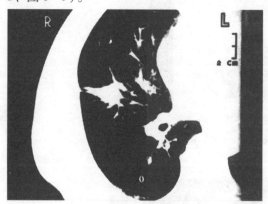

图 8 - 8　周围型肺癌

右中叶外侧段病变，外形不规则，呈星状

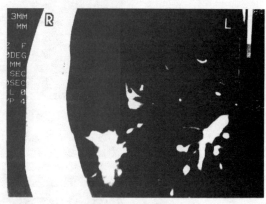

图 8 - 9　周围型肺癌

右下肺外基底段斑片状密度增高影，边缘不规则，毛糙、密度不均匀，术前诊断为肺结核，病理证实为细支气管肺泡癌

（2）边缘：多不规则，有分叶切迹，多为深分叶（图 8 - 10）。可见锯齿征，小棘状突起与细毛刺（图 8 - 11、图 8 - 12），肺癌的毛刺多细短，密集，大小较均匀，密度较高。病理上为肿瘤的周围浸润及间质反应所致。

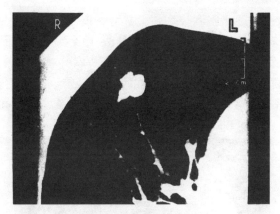

图 8－10 周围型肺癌

右肺中叶外侧段结节状密度增高影，大小为 1.6cm×2.0cm，边缘不规则，有深分叶改变，病理证实为腺癌

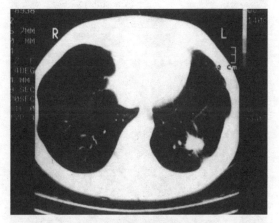

图 8－11 周围型肺癌

左下肺后基底段结节影，边缘有细短毛刺

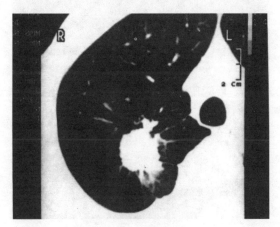

图 8－12 周围型肺癌

右上肺后段结节影，边缘呈锯齿状，病理为腺癌

（3）内部密度：大多数肿瘤密度较均匀，部分密度不均匀，可见空泡征，空气支气管征，（图8-13、图8-14），以及蜂窝状改变（图8-15A、图8-15B），病理上为未被肿瘤侵犯的肺组织，小支气管或细支气管的断面，以及乳头状突起之间的气腔。上述CT征象多见于细支气管肺泡癌与腺癌。钙化少见，可为单发，小点状，位于病变中央或偏心（图8-16、图8-17），其病理基础可以是肺癌组织坏死后的钙质沉着，亦可能是原来肺组织内的钙化病灶被包裹所致。病变的CT值对诊断帮助不大。

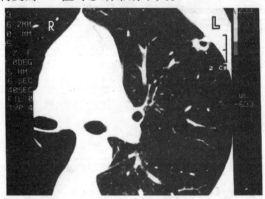

图8-13　周围型肺癌

左上肺前段胸膜下小结节影大小约0.9cm×1.0cm，内有小圆形空气密度影——空泡征；病理证实为细支气管肺泡癌

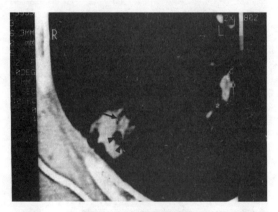

图8-14　周围型肺癌

右上肺后段斑片状影，可见细支气管充气征（↑）与空泡征（▲），病理证实为细支气管肺泡癌

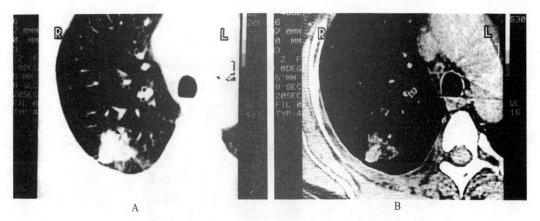

图 8－15　周围型肺癌

右上肺后段斑片影，肺窗（A）显示细支气管充气征（↑），纵隔窗（B）显示病变内有多数直径约 1mm 之低密度（接近空气密度）影，呈蜂窝状，胸膜侧有一结节样软组织密度影

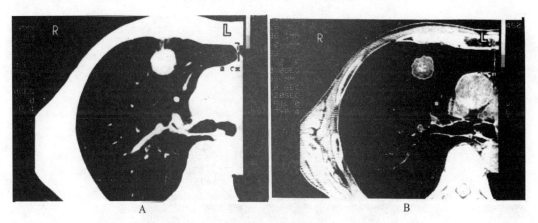

图 8－16　周围型肺癌

A. 肺窗示右上叶前段结节影，直径约 2.2cm，略呈分叶，胸膜侧边缘不规则，呈锯齿状；B. 纵隔窗示病变中央有数个小点状钙化密度影，病理证实为腺癌

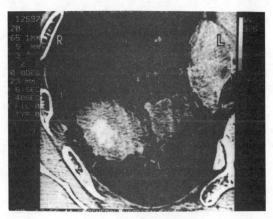

图 8－17　周围型肺癌

右上肺后段肿块影，其外 1/3 有斑点状钙化。肺门淋巴结肿大

（4）血管支气管集束征：肿块周围常可见血管与小支气管向病变聚集（图8－18），有文献报道97例直径3cm以下的肺癌，其中68例（70%）有此征象。

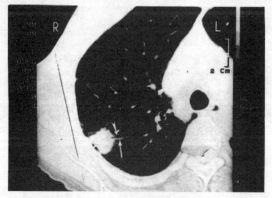

图8－18　周围型肺癌

左下肺背段结节样病变，可见与血管（↑）与细支气管（↑）相连接

（5）病变远侧（胸膜侧）模糊小片影或楔形致密影：此为小支气管与细支气管阻塞的表现（图8－19）。

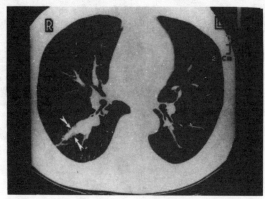

图8－19　周围型肺癌

右下叶背段支气管外侧支中断，其远侧有一分叶状肿块，略呈葫芦状，其胸膜
侧有楔形密度增高影（↑）

（6）亚段以下支气管截断，变窄（图8－20）。

（7）空洞：肺癌的空洞形态不规则，洞壁厚薄不均，可见壁结节（图8－21）；多见于鳞癌，其次为腺癌。

（8）胸膜凹陷征：因肿瘤内瘢痕形成，易牵扯脏层胸膜形成胸膜凹陷征（图8－22），肺癌胸膜改变较局限。

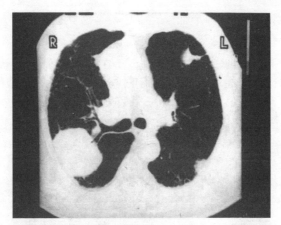

图 8 – 20　周围型肺癌

右上叶后段支气管分出亚段支气管处中断（↑），其远侧可见分叶状肿块

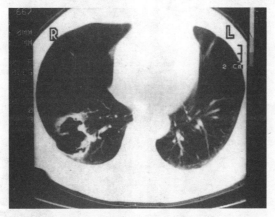

图 8 – 21　周围型肺癌

右下肺背段空洞性病变，其壁厚薄不均，内缘有壁结节。病理证实为腺癌

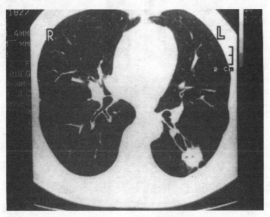

图 8 – 22　周围型肺癌

示胸膜凹陷征，空泡征，并见病变与血管连接，病理证实为鳞癌

上述周围型肺癌的征象于病变早期即显示十分清楚，明确。对于某一患者来说不一定具

备所有这些征象，可能只出现2~3个征象。

周围型肺癌中需特别提出的是孤立型细支气管肺泡癌，在常规X线上常被误诊为结核或炎症或因病变较小而漏诊。而CT表现有一定特征，如能对它的CT表现有一定认识，一般能做出正确诊断。根据某院经手术病理证实的38例细支气管肺泡癌的CT诊断分析，细支气管肺泡癌除有一般肺癌CT征象外，尚有以下几个特点：①病变位于肺野外周胸膜下（图8-23）。②形态不规则成星状或斑片状。③多数（约76%）病变有空泡征或（和）空气支气管征（图8-24）。④胸膜凹陷征发生率高。

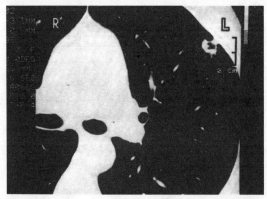

图8-23　孤立型细支气管肺泡癌（早期）
左上肺前段胸膜下小结节，边缘有锯齿状改变，可见小泡征，并有胸膜凹陷改变

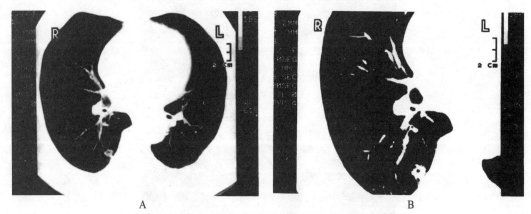

图8-24　孤立型细支气管肺泡癌（早期）
A. 层厚9mm，常规CT扫描；B. 薄层（3mm层厚）CT扫描

3. 弥漫型肺癌　见于弥漫型细支气管肺泡癌，有两种情况：①病变累及一个肺段或整个肺叶。②病变广泛分布于两肺。因其手术机会少，不易被证实。有人总结14例经手术或（和）病理证实的弥漫型细支气管肺泡癌的CT表现。根据病变形态可分为四个亚型：①蜂房型；②实变型；③多灶型；④混合型。可归纳为5个有特征性的征象：①蜂房征：病变区内密度不均，呈蜂房状气腔，大小不一，为圆形及多边形（图8-25），其病理基础是癌细胞沿着肺泡细支气管壁生长，但不破坏其基本结构，而使其不规则增厚，故肺泡腔不同程度存在；此征与支气管充气征同时存在，有定性意义。②支气管充气征：与一般急性炎性病变

不同，其特点是：管壁不规则，凹凸不平；普遍性狭窄；支气管呈僵硬，扭曲；主要是较大的支气管，较小的支气管多不能显示，呈枯树枝状（图8－26）；可与炎症性病变相鉴别。③磨玻璃征：受累肺组织呈近似水样密度的网格状结构，呈磨玻璃样外观（图8－27），其病理基础是受累增厚的肺泡内充满粘蛋白或其他渗液。④血管造影征：增强扫描前可见病变以肺叶，肺段分布，呈楔形的实变，病变尖端指向肺门；外围与胸膜相连；密度均匀一致，边缘平直，亦可稍外凸或内凸，无支气管充气征（图8－28）；增强后可见均匀一致的低密度区内树枝状血管增强影。⑤两肺弥散分布的斑片状与结节状影（图8－29）。

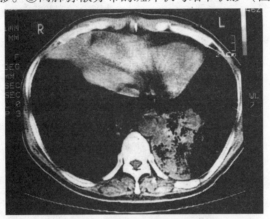

图8－25　弥散型细支气管肺泡癌
左下肺病变内显示蜂窝征

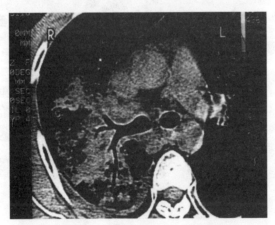

图8－26　弥散型细支气管肺泡癌
病变内显示支气管充气征与蜂窝征，前者呈枯树枝状

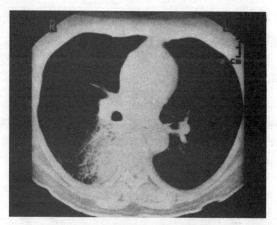

图 8 - 27　弥散型细支气管肺泡癌

右下肺病变呈磨玻璃样外观

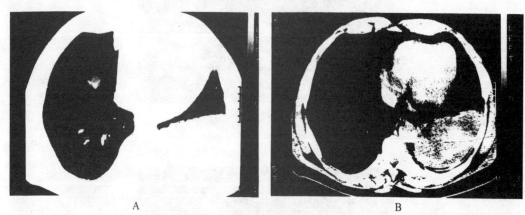

A B

图 8 - 28　弥散型细支气管肺泡癌

A. 肺窗；B. 纵隔窗。示左下叶实变，呈软组织密度，前缘稍外凸，病变内未见支气管充气征

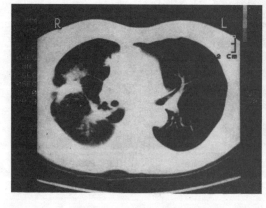

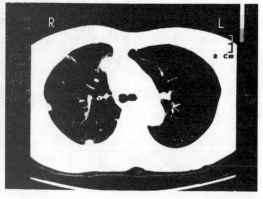

A B

图 8 - 29　弥散型细支气管肺泡癌

A. 经过左上叶支气管层面示右肺野内多发斑片状影，形态不规则，有胸膜凹陷改变；B. 经过气管隆突层面，于胸膜下与纵隔旁多个结节状影，手术病理证实为细支气管肺泡癌

4. 多发性原发性支气管肺癌（简称多原发性肺癌）　是指肺内发生两个或两个以上的原发性肺癌。肺内同时发生的肿瘤，称同时性；切除原发性肺癌后，出现第二个原发性肺癌，称异时性。其发生率，国外文献报道多在 1% ~ 5%，自 1980 年以来，国内文献报道在 0.5% ~ 1.6%，较国外报道明显偏低。多原发性肺癌的诊断标准：异时性：组织学不同；组织学相同，但间隔 2 年以上；需原位癌；第二个癌在不同肺叶；并且二者共同的淋巴引流部位无癌；诊断时无肺外转移。同时性：肿瘤大体检查不同并分开；组织学不同；组织学相同，但在不同段、叶或肺，并属原位癌或二者共同的淋巴引流部分无癌，诊断时无肺外转移。

CT 检查时，对于两肺同时出现孤立性块影或肺内同时存在孤立性病变与支气管的狭窄阻塞，或首次原发癌切除后两年以后，肺内又出现任何肿瘤；应考虑第二个原发癌的可能性。多原发性肺癌的 CT 表现；大多呈孤立的结节状或块状软组织影，可有分叶和毛刺，支气管狭窄或阻塞性肺炎与肺不张等（图 8 - 30），而转移癌常呈多发的球形病变，边缘较光整，多无分叶和毛刺或肺不张征象。

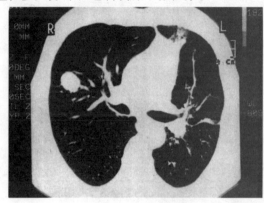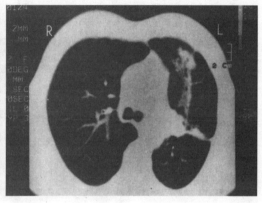

A　　　　　　　　　　　　　　　　　B

图 8 - 30　多原发肺癌

A. 右上肺前段有一直径 2.0cm 之结节影，外后缘欠光整，有小棘状改变；左上叶舌段支气管示变窄壁增厚；B. 左上肺有自纵隔旁向侧胸壁走行之楔形致密影，其前方肺野（前段）有斑片状影，尖后段支气管断面未显示；病理证实右上肺前段病变为鳞癌，左上肺支气管开口部狭窄，为未分化癌

5. 肺癌的临床分期与 CT 的作用　对肺癌进行分期的目的在于提供一个判定肺癌病变发展程度的统一衡量标准，从而有助于估计预后，制定治疗方案和评价疗效，目前通常所采用的是经 1986 年修改的 TNM 分类方法（表 8 - 1、图 8 - 2）。T 表示肿瘤的大小与范围；N 是区域性淋巴结受累，M 为胸外远处转移。CT 在支气管肺癌临床分期中有很大作用，它是 TNM 放射学分类的最佳方法，与普通 X 线比较，在肺癌分类上 CT 有以下优点：

（1）CT 可显示肿瘤直接侵犯邻近器官：肿瘤直接侵入纵隔的 CT 表现为纵隔脂肪间隙消失（图 8 - 31），肿瘤与纵隔结构相连。纵隔广泛受侵时，CT 扫描分不清纵隔内解剖结构。

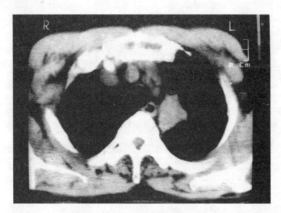

图 8 – 31　肺癌侵犯纵隔

左上肺尖后段有一不规则肿块影，密度均匀，病变侵犯纵隔内脂肪，其下
邻近层面可见与主动脉弓顶后部紧贴

　　CT 可清楚显示肿瘤侵犯血管的范围与程度，对术前判断能否切除很有帮助。当肿瘤与
主动脉接触，但两者间有脂肪线相隔时，一般能切除（图 8 – 32）；当肿瘤与主动脉或肺动
脉粘连时，CT 表现为肿瘤与大血管界线消失，文献报告肿瘤包绕主动脉，上腔静脉在周径
1/2 以上时一般均不易切除。

　　邻近肿块处的心包增厚，粘连或心包积液表明肿瘤直接侵犯心包或心包转移。

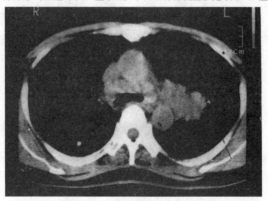

图 8 – 32　肺癌侵犯纵隔

左肺门有一不规则肿块影与降主动脉紧贴，但两者间有线状脂肪密度影相
隔，气管隆突前方有数个结节状软组织密度影，气管隆突前缘受压变平。
手术病理证实为右上肺鳞癌，纵隔淋巴结转移，肿块与降主动脉无粘连

表 8 – 1　肺癌的 TNM 分类

T	原发肿瘤
T_0	无原发肿瘤征象
T_0	癌细胞阳性，而影像学和纤维支气管镜均未发现肿瘤
T_{is}	原位癌
T_1	肿瘤最大直径 <3.0cm，被正常肺组织或脏层胸膜包围，未累及肺叶支气管近端

　　T_2　肿瘤最大直径＞3.0cm，或肿瘤与大小无关，而侵及脏层胸膜，或伴有肺叶不张或阻塞性肺炎，肿瘤的近端扩展必须局限于叶支气管内或至少在隆突远2.0cm外

　　T_3　不管肿瘤大小，直接侵犯胸壁，横膈，纵隔胸膜或心包；或肿瘤侵犯主支气管，距气管隆突＜2.0cm（除表浅性病变除外）

　　T_4　不管肿瘤大小，侵及大血管，气管或隆突部，食管、心脏或脊柱，或有恶性胸腔积液

N　所属淋巴结

　　N_0　无区域性淋巴结肿大

　　N_1　支气管周围或同侧肺门淋巴结浸润

　　N_2　同侧纵隔淋巴结或隆突下淋巴结浸润

　　N_3　对侧纵隔或锁骨上淋巴结浸润

M　远处转移

　　M_0　无远处转移

　　M_1　远处转移

表8－2　肺癌的 TNM 分期

隐性癌　$T_X N_0 M_0$

原位癌　$T_{is} N_0 M_0$

Ⅰ期：$T_{1,2}$，N_0，M_0

Ⅱ期：$T_{1,2}$，N_1，M_0

Ⅲa 期　（预后差，胸内播散，技术上可切除）

　　　　T_3，$N_{0,1}$，M_0

　　　　$T_{1,3}$，N_2，M_0

Ⅲb 期　（胸内播散，不可切除）

　　　　$T_{1,3}$，N_3，M_0

　　　　T_4，$N_{0,2}$，M_0

Ⅳ期：（胸外扩散）

　　　　任何 T，任何 N，M_1

　　（2）CT 能显示纵隔淋巴结肿大：有无淋巴结转移是肺癌临床分期中很重要的因素。即使肿瘤很小，如有淋巴结转移，就要归入到Ⅱ期或Ⅲ期；有无肺门或纵隔淋巴结转移是比原发肺肿瘤大小更重要的观察肺癌远期预后的指标。一般以直径大于 10～15mm 作为淋巴结转移的标准，CT 发现淋巴结增大的敏感性较高，达70%以上，但特异性较低，定性差、病因学诊断仍需组织学检查。CT 检查可指明肿大淋巴结的部位，以帮助选择最合适的组织学检查方法。如经颈或经支气管镜纵隔活检，胸骨旁纵隔探查术等。

　　原发性肺癌有一定的引流扩散途径，右肺癌一开始就有转移到同侧肺门淋巴结的趋向（10R）（图 8－33），然后转移到右气管旁淋巴结（2R，4R）（图 8－34），很少转移到对侧淋巴结（约3%），但左侧肺癌在同侧淋巴结转移后常播散到对侧淋巴结。左上肺癌通常一开始转移到主肺动脉窗淋巴结，左上叶和左下叶的肺癌首先播散到左气管支气管区域（10L）淋巴结。右肺中叶和两下肺癌常在早期播散到隆突下淋巴结（图 8－35）。下叶病变也可扩展到食管旁，肺韧带和膈上淋巴结，熟悉这种引流途径有助于对纵隔、肺门淋巴结的

性质做出评价；如右肺癌的患者很少可能只有主肺动脉窗淋巴结转移，此区域的孤立淋巴结肿大很可能系其他原因如结核性肉芽肿所致。

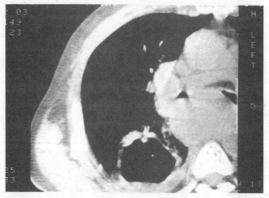

图 8-33　右下肺癌，肺门与隆突下淋巴结转移

右下肺巨大空洞性病变，壁厚薄不均，有一小液面，右肺门增大，可见结节影，隆突下有巨块状软组织密度影

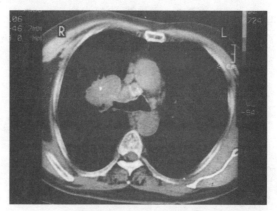

图 8-34　右肺癌右肺门与气管旁淋巴结转移

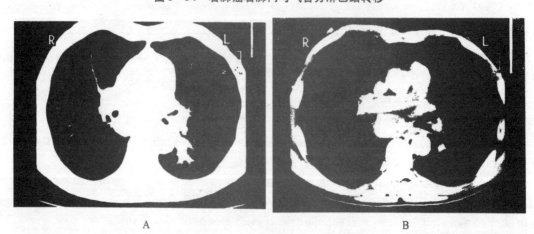

图 8-35　左下肺癌隆突下淋巴结转移

A. 肺实质像；B. 软组织像。左下叶背段结节状病变约 1.5cm×2cm 大小，左肺门增大，并不规则，隆突下有 4cm×3cm 大小软组织密度肿块。病理证实为左下肺癌，左肺门及隆突下淋巴结转移

（3）CT对肺癌侵犯胸膜的诊断价值：周围型肺癌直接侵犯胸膜及胸膜转移均可引起胸膜病变，CT上表现为肿瘤附近局限性胸膜增厚，胸膜肿块及胸腔积液等胸膜转移征象（图8-36），肿块附近胸膜增厚为肿瘤直接浸润。

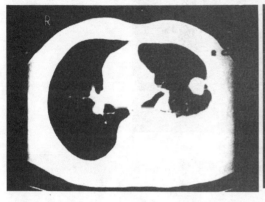
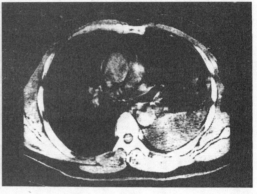

A   B

图8-36 左上肺癌侵犯胸膜

A. 肺窗像；B. 纵隔窗像。左上肺外带胸膜下有一结节状病变，其外侧胸膜增厚并有凹陷，胸腔中等量积液，病理证实为肺泡癌胸膜转移

（4）可以确定远处脏器转移：肺癌容易转移到肾上腺、脑、肝等远处脏器（图8-37），尸检资料提示肺癌有35%~38%转移到肾上腺，以双侧转移多见。脑转移可以发生在原发肺癌之前。对于上述器官的CT扫描，对肺癌临床分期与确定能否手术很有必要。有些医院主张将肺癌患者的CT扫描范围扩大包括上腹部与肾上腺区。

此外，CT还可显示肿瘤直接侵犯胸壁软组织与附近骨结构以及骨转移的征象。肺癌可直接侵犯或转移至胸骨，胸椎，肋骨，引起骨质破坏与软组织肿块（图8-38、图8-39），CT上骨质破坏表现为形状不规则、边缘不整齐之低密度，少数病灶可为成骨性转移，CT显示为受累的骨密度增高（图8-40A、图8-40B）。

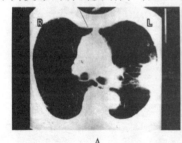
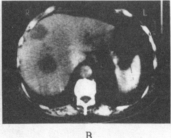
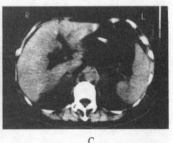

A   B   C

图8-37 肺癌肾上腺转移

A. 左上肺中野外带有一肿块影，形态不规则略呈分叶，紧贴胸壁，病理证实为鳞癌；B. 肝左、右叶内有多个大小不等圆形低密度影；C. 两侧肾上腺区有软组织密度肿块影，所见为肺癌肝与肾上腺转移

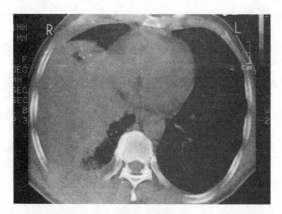

图 8 - 38　肺癌侵犯肋骨与心包

右下肺巨大软组织密度肿块影与心影相连，右侧心包影消失。后胸壁肋骨
破坏消失并有胸壁软组织肿块影，为肺癌（鳞癌）侵犯胸壁、肋骨及心包

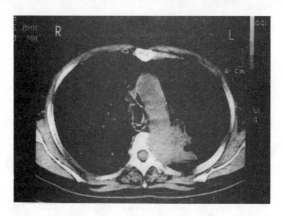

图 8 - 39　肺癌直接侵犯椎体

左上肺尖后段椎旁不规则软组织密度肿块影，靠近胸椎椎体左缘骨质受侵蚀破坏

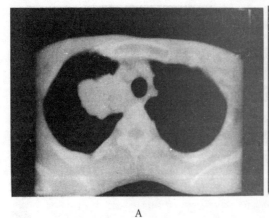

A　　　　　　　　　　　　　　　　B

图 8 - 40　肺癌肋骨转移

A. 右上肺纵隔旁分叶状肿块与纵隔内气管旁圆形肿块影融合；B. 右第 6 肋外缘中后部骨质密度增
高，骨皮质与骨松质境界不清。其外侧胸壁软组织梭形肿块，病理证实为右上肺鳞癌肋骨转移

（四）鉴别诊断

1. 中央型肺癌　中央型肺癌有典型的CT表现，一般诊断不难，但有时它所引起的支气管阻塞性改变与支气管内膜结核所引起的表现在鉴别上存在一定困难。支气管内膜结核可引起肺叶不张，甚至一侧全肺不张，在CT上支气管腔显示逐渐变窄而呈闭塞，但不形成息肉样或杯口样肿块影；支气管内膜结核在狭窄的支气管周围很少形成明显的肿块影，通常没有明显的肺门或纵隔淋巴结肿大；如有淋巴结肿大一般较小，位于气管旁，通常可见钙化，在肺内常可见支气管播散病灶可作参考，支气管内膜结核多见于青年人。

中央型肺癌尚需与引起肺门肿块的其他疾病相鉴别。这些疾病包括转移性肿瘤、淋巴瘤、淋巴结结核、结节病以及化脓性炎症等，其中除淋巴结核外，肺门淋巴结肿大，大多见两侧，支气管腔无狭窄，无腔内肿块，有时有压迫移位，但内壁光滑，肿大淋巴结位于支气管壁外。

2. 周围型肺癌　肺内孤立型球形病变的病因很多，以肺癌与结核球多见，其他还有转移瘤、良性肿瘤，球形肺炎，支气管囊肿等，应注意鉴别。

（1）结核球：边缘多光滑，多无分叶毛刺，病灶内可见微细钙化，呈弥漫或均匀一致性分布，CT值多高于160Hu，可有边缘性空洞呈裂隙状或新月形；结核周围大多有卫星病灶，局限性胸膜增厚多见。

（2）转移瘤：转移瘤有各种形态，一般病灶多发，大小不同，形态相似，由于转移瘤来自于肺毛细血管后静脉，因而病变与支气管无关系。

（3）良性肿瘤：病变密度均匀，边缘光滑，分叶切迹不明显，多无细短毛刺与锯齿征以及胸膜皱缩，无空泡征与支气管充气征。错构瘤内可见钙化，其CT值可高于160Hu，也可见脂肪组织，CT值在0～－50Hu。

（4）支气管囊肿：含液支气管囊肿发生在肺内可呈孤立肿块性阴影；CT表现为边缘光滑清楚的肿块，密度均匀，CT值在0～20Hu，但当囊肿内蛋白成分丰富时，可达30Hu以上，增强扫描，无增强改变。

（5）球形肺炎：多呈圆形或类圆形，边缘欠清楚，病变为炎性且密度均匀，多无钙化，有时周围可见细长毛刺，周围胸膜反应较显著，抗感染治疗短期复查逐渐缩小。

（6）肺动静脉瘘或动静脉畸形：CT上为软组织密度肿块，呈圆形或椭圆形，可略有分叶状，边缘清晰，病灶和肺门之间有粗大血管影相连，增强动态扫描呈血管增强，有助于与非血管性疾病鉴别。

二、腺瘤

支气管腺瘤发生于支气管黏膜腺体上皮细胞，以女性患者较多见。

（一）病理

支气管腺瘤可分为两种类型，类癌型和唾液腺型，以前者多见，占85%～95%。唾液腺瘤又可分圆柱瘤（腺样囊性癌）、黏液表皮样腺瘤和多形性腺瘤（混合瘤），约3/4的支气管腺瘤发生于大支气管为中央型，支气管镜检查可以看到肿瘤。中央型腺瘤常向支气管腔内生长呈息肉样，引起支气管腔的狭窄，阻塞，产生阻塞性肺炎，肺不张，支气管扩张等继发改变。

类癌型腺瘤是低度恶性的肿瘤，常常有局部侵犯，可累及支气管壁并向外生长，形成肺门肿块，可转移到局部淋巴结并可有远处转移。

（二）临床表现

中央型腺瘤可引起支气管腔的阻塞，产生阻塞性肺炎，肺不张，引起发热，咳嗽，咳痰和咯血。类癌型腺瘤偶可产生类癌综合征，出现面部潮红、发热、恶心、呕吐、腹泻、低血压，支气管哮鸣、呼吸困难以及心前区有收缩期杂音等。

（三）CT表现

中央型支气管腺瘤表现为支气管腔内息肉样肿瘤（图8-41），支气管腔阻塞中断，断端常呈杯口状。其远侧可有阻塞性炎症或肺不张表现。反复感染发作可导致支气管扩张或肺脓肿。当肿瘤侵犯支气管壁并向壁外发展形成肺门肿块以及转移到肺门淋巴结时与支气管肺癌难以鉴别。周围型支气管腺瘤CT表现为肺野内球形病变，通常轮廓清楚，整齐而光滑，密度均匀，不形成空洞，可有钙化，但很少见。CT表现接近于良性肿瘤（图8-42）。但有些腺瘤可有分叶征象，并可伴有细小毛刺影，使其与肺癌甚为相似（图8-43）。

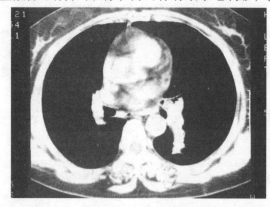

图8-41 中央型支气管腺瘤

左下叶背段支气管开口处有一息肉样肿瘤（↑）向下叶支气管腔内突出，背段支气管阻塞致肺段性不张与炎症

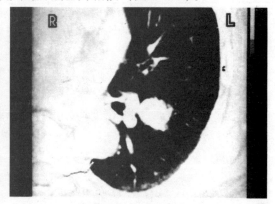

图8-42 类癌

左下肺有一类圆形病变，直径约2cm，轮廓清楚，密度均匀，边缘欠光整稍有分叶

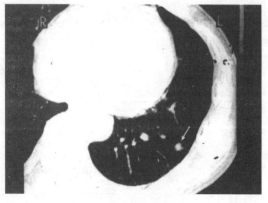

图8-43 类癌

左下肺外基底段小结节影（↑），直径约0.7cm，轮廓清楚，外缘有分叶，手术病理证实为类癌

三、肺部其他肿瘤与肿瘤样病变

（一）肺部原发性良性肿瘤

肺部原发性肿瘤比较少见，肿瘤类型很多，包括平滑肌瘤、纤维瘤、脂肪瘤、血管瘤、神经源性肿瘤、软骨瘤等，错构瘤虽属发育方面的因素引起，但性质近似良性肿瘤，故归入本节叙述。这些肿瘤多数无任何症状，于胸部 X 线检查时才被发现。有些周围型肿瘤可有痰中带血。发生于大支气管者可以引起支气管腔的阻塞，产生阻塞性肺炎和肺不张的症状。

CT 表现：人多数没有特征性的 CT 征象，不同类型的肿瘤 CT 表现相似，很难加以区别，发生于周围肺组织的肿瘤，通常表现为肺内球形肿块，边缘清楚，整齐而光滑，形态多为圆形或椭圆形（图 8-44），可以有分叶，但多为浅分叶（图 8-45），多数密度均匀，但不少良性肿瘤可有钙化，错构瘤与软骨瘤的钙化更为多见。钙化通常为斑点状或结节状（图 8-44），可自少量至大量。错构瘤钙化可表现为爆米花样。脂肪瘤呈脂肪密度。含有脂肪组织的肿瘤密度部分下降，少数错构瘤有此征象（图 8-46），其 CT 值常在 -50Hu 以下。空洞在良性肿瘤极少见，病变周围无卫星灶。良性肿瘤生长缓慢，无肺门及纵隔淋巴结肿大。

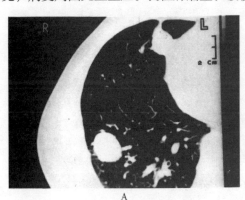
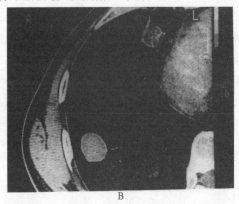

图 8-44　右下肺错构瘤

A. 肺窗：右下肺前外基底段交界处有一类圆形病变，直径约 2.5cm，边缘光整；B. 纵隔窗：病变后部有两小钙化点

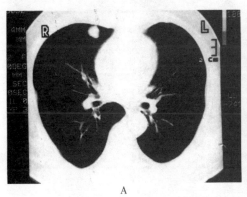
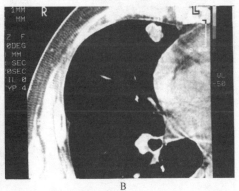

图 8-45　右肺中叶错构瘤

A. 肺窗；B. 纵隔窗。右肺中叶内侧段胸膜下结节影，轮廓清楚，边缘光滑，密度均匀，其内前缘有浅分叶，术前诊断为肺癌

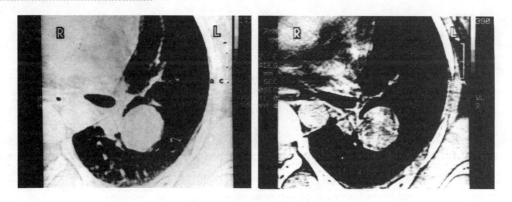

图 8 – 46　左下肺错构瘤

女，29 岁。A. 肺窗像；B. 纵隔窗像。左下肺背段球形病变，轮廓清楚，边缘光滑无分叶，密度较低，CT 值 – 90Hu

（二）肺炎性假瘤

肺炎性假瘤是非特异性炎症细胞集聚，导致的肺内肿瘤样病变，但并非是真正的肿瘤，也不是另一些特异性炎症所引起的肿瘤样病变，例如结核球，因此称为炎性假瘤。其发病率约为肺内良性球形病变的第二位。女性中较多见，发病大多为中年人。其病理分型尚不统一，根据细胞及间质成分之不同，可有多种名称，如纤维组织细胞瘤，黄色瘤样肉芽肿，浆细胞肉芽肿，纤维性黄色瘤，硬化性血管瘤等。肺炎性假瘤可有包膜或无包膜。

患者大多有急性或慢性的肺部感染病史，约 1/3 的患者无临床症状，或症状甚轻微。多数仅有胸疼、胸闷、干咳；少数患者痰中带血丝，一般无发烧。

CT 表现：病灶多近肺边缘部，与胸膜紧贴或有粘连，呈圆形或卵圆形结节或肿块；直径多为 10cm 以下，多为 2 ~ 4cm；边缘清楚，锐利（图 8 – 47）。多无分叶，偶有小切迹，亦可呈不规则形，边缘较毛糙，肿块周围可有粗长条索血管纹理或棘状突起（图 8 – 48）。密度多数均匀，但个别病例可有钙化或发生空洞。较大的病灶可有空气支气管征。纵隔内多无淋巴结肿大，这一点有利良性病变的诊断。总之，本病在 CT 上具有良性病变的征象，但缺乏特征性表现。

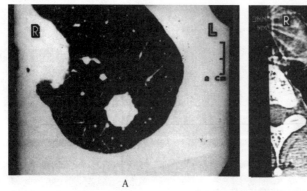
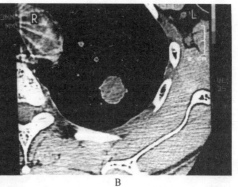

图 8 – 47　左上肺炎性假瘤

A. 肺窗；B. 纵隔窗。男，57 岁。左上肺尖后段球形病变，轮廓清楚，边缘锐利有浅分叶，密度均匀，手术病理证实为炎性假瘤

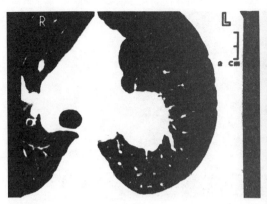
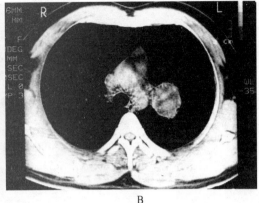

A   B

图 8 - 48   左上肺炎性假瘤

A. 肺窗；B. 纵隔窗。男，25 岁，左上肺尖后段有一类圆形软组织密度肿块，约 4cm × 4.5cm 大小，轮廓清楚，密度均匀，边缘欠光滑，有较粗大血管纹理

四、肺转移瘤

CT 扫描能发现绝大多数直径在 3mm 以上的小结节，肺内结节只要大于相应部位的肺血管在 CT 上就能发现；30% 的恶性肿瘤有肺部转移病变，而其中约有半数仅局限于肺部，胸部 X 线检查是转移瘤的重要的检查手段，但其检出率远不如 CT，在常规 X 线平片上，许多直径 0.5 ~ 1.0cm 的结节不易发现，尤其是胸膜下，肺尖，膈肋角的病变。

肺部转移瘤可分为血行转移与淋巴路转移两种，可有以下几种表现：

1. 两肺单发或多发结节或球形病灶   单个的肺内转移病变通常轮廓较清楚，比较光滑，但可有分叶征象（图 8 - 49），此与原发周围型肺癌鉴别较困难；一般说后者多有小棘状突起或锯齿征及细短毛刺。两肺多发结节病灶多分布在两肺中下部，边缘较清楚，呈软组织密度，病灶大小不一致，形态相似（图 8 - 50，图 8 - 51，图 8 - 52）。

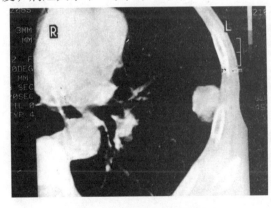
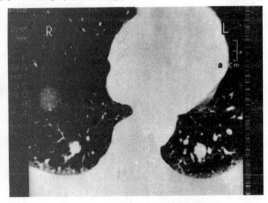

图 8 - 49   左上肺孤立性转移瘤

左上肺舌下段胸膜下类圆形结节，稍有浅分叶，边缘光滑，密度较均匀，手术病理证实为肾移行细胞癌肺转移

图 8 - 50   膀胱癌多发肺转移

男，67 岁；膀胱癌术后 7 年。两下肺后基底段各有一小结节病变，直径分别为 1.0 与 1.2cm，轮廓清楚，有浅分叶，经手术病理证实为膀胱癌肺转移

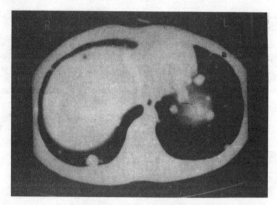

图 8 – 51　肝癌肺转移

两下肺多发性大小不等之结节状密度增高影，轮廓清楚，边缘光滑，直径在 0.3～1.8cm

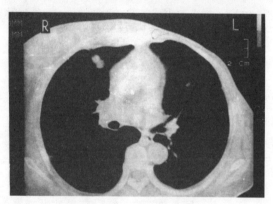

图 8 – 52　乳腺癌肺转移

左侧乳腺癌手术后 2 年，肺内与胸膜下多个大小不等的结节影，胸膜下结节影直径仅为 3mm

2. 两肺弥漫性粟粒样病变　直径为 2～4mm 的小结节，通常轮廓比较清楚，密度比较均匀。CT 能显示直径为 2mm 的胸膜下结节（图 8 – 51），其分布一般以中下肺野为多（图 8 – 52）。较多见于血供丰富的原发肿瘤，如肾癌，甲状腺癌和绒毛膜上皮癌等恶性肿瘤。

3. 癌性淋巴管炎表现　淋巴性转移 CT 表现为支气管血管束结节状增厚，小叶间隔与叶间裂增厚；多角形线影及弥漫网状阴影（图 8 – 54）。其病理基础是由于支气管血管周围的淋巴管，小叶间隔淋巴管，胸膜下淋巴管以及肺周围引向肺门周围的淋巴管内有癌结节沉积，继发淋巴管阻塞性水肿并扩张，导致间质性肺水肿及间质性肺纤维化所致。

淋巴转移呈多灶性，常侵犯一个肺叶或肺段，支气管束不规则增厚，可呈串珠状或结节状阴影。小叶中心结构的增厚可造成次肺小叶中心的蜘蛛样改变，靠近横膈处可获得小叶之横切面，呈现 1～2cm 直径的增厚的多角形结构，此外可见胸膜增厚及胸腔积液。

肿瘤的淋巴管播散最多见于乳腺癌，胃癌，前列腺癌，胰腺癌和未知原发部位的腺癌，高分辨 CT 诊断淋巴管转移的准确性较高，可免去肺活检。

4. 单发或多发空洞　肺转移瘤可呈单发或多发空洞影，一般转移瘤引起的单发空洞壁厚度不均，但有的较均匀，可误认为化脓性炎症和结核（图 8 – 55）。

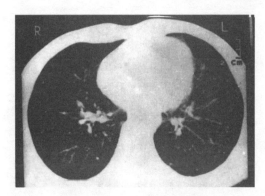

图 8 - 53　甲状腺癌肺转移

男，20 岁；右颈部肿物一年，活检为甲状腺癌；CT 示两肺野弥漫分布大小不等的粟粒状小结节影，以中下肺野为著，结节影密度较高，边缘清楚

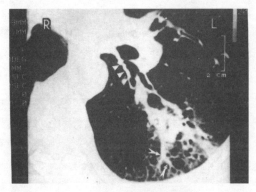

图 8 - 54　肺癌癌性淋巴管炎

左下肺背段空洞型腺癌，其周围主要是病变胸膜侧血管束呈结节状增厚（↑），支气管壁增厚（△△），肺纹理呈网格状改变

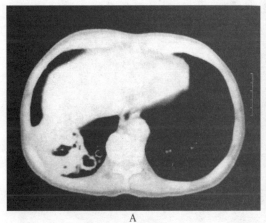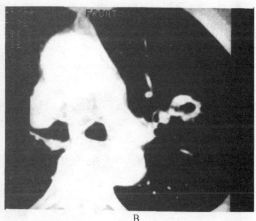

A　　　　　　　　　　　　　　　　　B

图 8 - 55　肺转移瘤呈多发空洞

A. 右下肺有一肿块，直径约 6.0cm，其密度不均，为周围型肺癌，肿块之内侧可见两个直径分别为 1.0 与 2.0cm 之小空洞，前者壁薄，厚度均匀，后者壁较厚，厚度不均；B. 同一病例气管隆突下层面示左肺门外方有一空洞性病变壁厚且厚度不均

（翟永文）

第二节　肺部感染性疾病

一、肺炎

大多数肺炎诊断不困难，一般根据胸片表现结合临床，可以作出正确诊断。有时肺炎的X线表现比较特殊，临床症状不典型，抗生素治疗效果较差，为了鉴别诊断要求做胸部CT检查。经验证明，胸部CT扫描对于肺炎病灶的形态、边缘、分布、病灶内支气管情况，纵隔肺门淋巴结及胸膜病变的观察，是对普通X线检查的重要补充。

（一）病理

肺部炎症可主要发生在肺实质或肺间质，也可肺实质和间质性炎症同时存在。细菌、病毒、支原体、卡氏囊虫、放射线照射及过敏，均可引起肺炎。其中以细菌性肺炎及病毒性肺炎较常见。尤其是细菌性肺炎。肺炎时，肺实质与肺间质的主要病理变化为渗出，炎性细胞浸润，增生及变质。急性炎症以渗出及炎性细胞浸润为主要病理变化，慢性炎症以增殖及炎性细胞浸润为主要病理变化。在病理大体标本上可表现为结节实变，不规则实变区，肺段及肺实变。

（二）临床表现

肺炎的主要症状是发热、咳嗽、咯血及胸痛，急性肺炎以发热为主要症状，而慢性肺炎则以咳嗽，咯痰及咯血为主要症状。急性肺炎多起病较急，但有的起病亦不明显。慢性肺炎无明确急性肺炎阶段，此时根据临床和X线诊断比较困难，常需与其他疾病鉴别。急性细菌性肺炎时的白细胞常增加，而其他性质肺炎及慢性肺炎白细胞总数及分类改变不明显。

（三）CT表现

CT检查可准确反映肺部炎变大体形态和分布。肺炎的主要CT表现如下：

1. 肺段或肺叶实变　病变为均匀一致的密度增高，以肺叶或肺段分布，密度均匀，体积略小，常可见典型的空气支气管造影的表现（图8-56、图8-57），肺段与肺叶支气管多不狭窄阻塞，肺门与纵隔多无肿大淋巴结。

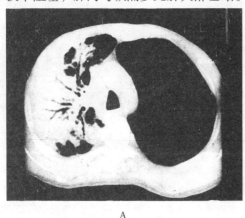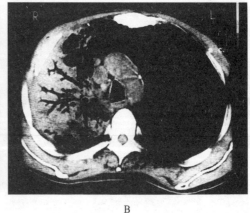

A　　　　　　　　　　　　　　　　B

图8-56　右上肺大叶性肺炎

A. 肺实质像；B. 纵隔窗像示右上肺实变。体积稍缩小，可见空气支气管造影征，支气管镜检查为炎症

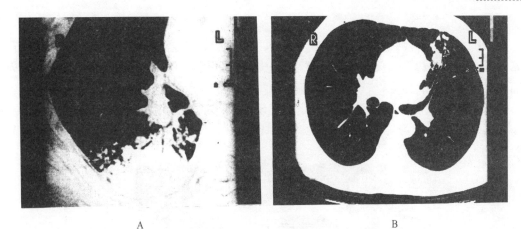

图 8 – 57　肺段性炎症

A. 右下肺背段大片实变，密度不均，边缘模糊，可见空气支气管造影。后胸壁胸膜肥厚较明
显；B. 另一患者左上肺前段斑片状影，支气管通畅

2. 两肺多发片状密度增高影　病灶形态不规则，多呈楔形或梯形，边缘多不规则且模
糊，病变沿支气管走行分布，多位于两中、下肺野内、中区（图 8 – 58）。病变区可见含气
支气管影像。

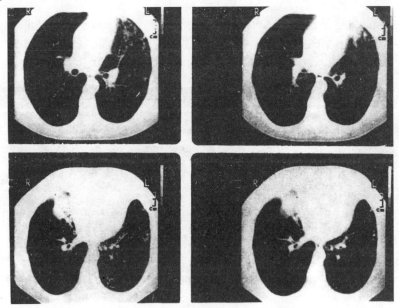

图 8 – 58　两下肺炎症

两下肺片状密度增高影，边缘模糊，可见含气支气管影像

3. 结节与肿块　病变呈球形，即所谓球形肺炎，病变边缘比较规则；或呈波浪状，也
可有毛刺，有时边缘较模糊，常可见粗大纹理或参差不全的毛刺样结构，（图 8 – 59、图 8 –
60），密度多均匀，CT 值稍低于软组织密度；有的病变之边缘部密度稍低于中央部；有时可
见空洞，病灶在胸膜下时常有局限性胸膜增厚及粘连带，其胸膜反应程度较周围型肺癌

明显。

球形肺炎酷似肿瘤，易被误诊肺癌而手术，应注意两者之鉴别，前者一般有感染历史，血常规增高，病变边缘较模糊，邻近胸膜反应较广泛；无空泡征与细支气管充气征。其周围可有粗大血管纹理，但走行较自然，追随观察，短期内就有吸收改变。

4. 两肺多发结节状密度增高影 此种表现少见，病灶大小多不足1cm，边缘较清楚，但不锐利，病灶密度均匀，多分布在中下肺野，其CT表现颇似肺转移瘤，两者鉴别较困难。

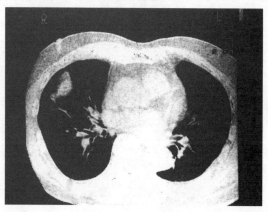

图 8－59 球形肺炎

男，86岁，有感冒发热史，胸片发现右肺中野球形病灶。CT示右肺中叶外侧段类圆形密度增高影，轮廓清楚，其外1/3带密度较淡，病变周围血管纹理增多，增粗。10个月后，CT扫描示病变已吸收

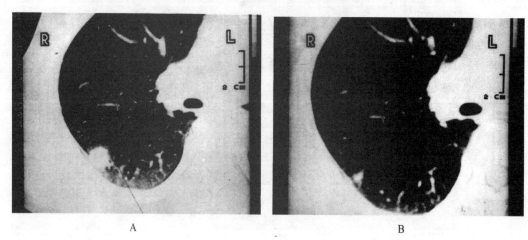

A   B

图 8－60 球形肺炎

女，50岁。一月前有感冒发热史，白细胞增高。A. 示右上肺背段球形病变，直径约1.5cm轮廓尚清楚，边缘欠光整，有小毛刺，斜裂胸膜反应较明显；B. 抗感染一月后CT复查示病灶已基本吸收

二、肺脓肿

肺脓肿是一种伴有肺组织坏死的炎性病灶，由化脓性细菌性感染所引起，X线上常呈圆形肿块，其周围有压缩和机化的肺组织所包绕，其中心常有气液面，此表明已与气道相通。

肺脓肿常并发胸膜粘连，脓胸或脓气胸，肺脓肿的诊断一般不困难，有时需与肺癌、结核及包裹性脓胸鉴别。

CT表现：在CT上，肺脓肿呈厚壁圆形空洞者居多，也可呈长圆形，有的厚壁空洞，内外缘均不规则，有时可显示残留的带状肺组织横过脓腔，常可见支气管与脓腔相通。在主脓腔周围常有多发小脓腔。如脓肿靠近胸壁，则可显示广泛的胸膜改变，可有明显的胸膜肥厚或少量的胸腔积液（积脓）（图8-61）。有时肺脓肿可破入胸腔引起脓胸。

肺脓肿常需与包裹性脓胸相鉴别。脓胸的脓腔CT表现一般比较规则，没有周围的小脓腔，脓腔内壁较规整，不呈波浪状，脓腔壁一般较窄，宽度较均匀一致，变换体位扫描脓胸的外形可有改变。

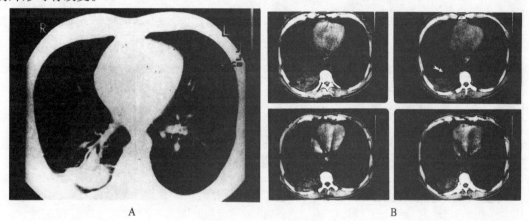

图8-61 右下肺脓肿

A. 肺窗像；B. 纵隔窗像。右下肺后外基底段大片密度增高影，内有不规则密度减低区，内缘较模糊，右下叶后基底段支气管（↑）伸入片影内。后胸壁胸膜有显著增厚伴少量胸腔积液

三、肺结核

对于肺结核，普通X线检查一般能满足诊断需要，但当在中、老年遇到一些X线表现不典型病例时，诊断颇为困难，主要是与原发支气管肺癌鉴别常无把握。经验证明有针对性地应用CT检查对于肺结核的鉴别诊断很有帮助。

（一）CT表现

肺结核的CT表现多种多样，可归纳为以下几个方面：

1. **肺结核瘤** 病理上结核瘤为干酪样肺炎的局限化，周围有纤维组织包绕成为球形，或由多个小病灶的融合，与单个病灶的逐渐增大而成（后者称肉芽肿型），境界清楚者为纤维包膜完整，而境界不清楚者，纤维包膜不完整，周围有炎性浸润及纤维增殖组织。

CT表现客观地反映了结核瘤病理变化。结核瘤通常为直径≥2cm的单发或多发球形高密度影，多呈圆形，类圆形，亦有呈轻度分叶状者，边缘多清楚规整（图8-62），少数模糊，密度多不均匀，多数可见钙化（图8-63）。有空洞者亦不少见，空洞为边缘性呈裂隙状或新月状（图8-64）。结核瘤周围，一般在外侧缘可见毛刺状或胸膜粘连带，大多数病例可见卫星灶，有的病例可见引流支气管。

2. **结节性阴影** 为直径0.5~2.0cm圆形，类圆形高密度阴影，可单发或多发（图8-

65）可有钙化，小空洞或小空泡状低密度，贴近胸膜者可见胸膜肥厚粘连带。

3. 肺段或肺叶阴影　在 CT 上可表现为肺段或肺叶的实变区，体积缩小，密度多不均匀，可见支气管充气像（图 8 – 66），少数可见空洞，病理上，这些病变为干酪样或（和）渗出性病变，或干酪增生样病变。

4. 斑点状与斑片状影　与普通 X 线一样，多为散在分布的斑点状与斑片状软组织密度影，边缘模糊，密度不均，病灶内可见钙化与小空洞，亦可见小支气管充气像（图 8 – 67）。

有的病灶由多个小结节，直径 2 ~ 5mm，堆集在一起成小片状（图 8 – 68），这些小结节为腺泡结节样病灶，病理上上述阴影为干酪增殖性结核。

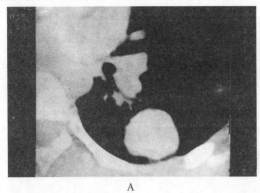
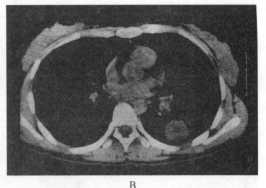

A　　　　　　　　　　　　B

图 8 – 62　左下肺结核瘤

A. 肺实质像；B. 纵隔像。后下肺背段有一直径约 3cm 类圆形肿块，轮廓清楚，边缘光滑无明显分叶，密度均匀，未见钙化。左肺门影增大示淋巴结肿大

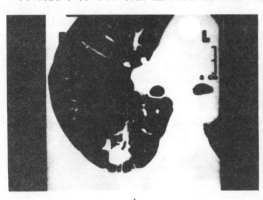
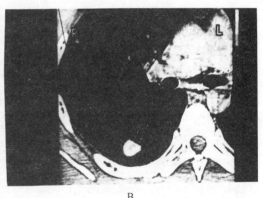

A　　　　　　　　　　　　B

图 8 – 63　左下肺结核瘤钙化

A. 肺实质像，右下肺背段类圆形病变，直径约 2cm，胸膜侧有粘连束带，周围有斑点状影；B. 纵隔像，病变大部分钙化

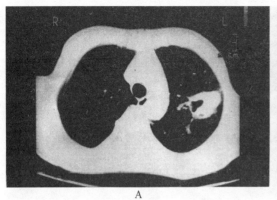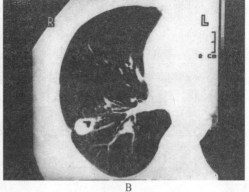

A B

图8-64 结核瘤并发空洞

A. 男，65岁，左上肺类圆形病变，约4cm×3cm大小，内侧可见新月状低密度影。病变周围有多数小斑点状影；B. 另一病例，右下肺外基底段类圆形病变，其内侧可见边缘性空洞呈新月状，周围有斑点状卫星灶

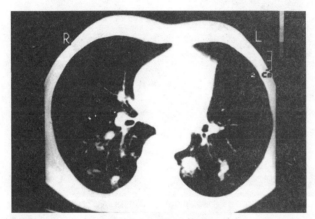

图8-65 两肺结节性阴影

两下肺多个直径0.5~1.3cm结节状影，轮廓清楚

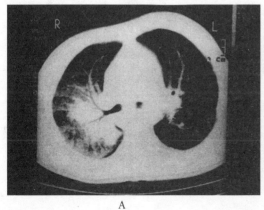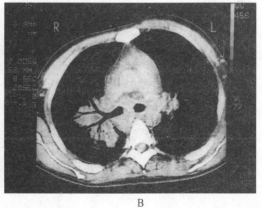

A B

图8-66 肺结核呈肺叶实变

确诊为慢性粒细胞性白血病两年，现乏力，低热。A. 肺窗像；B. 纵隔窗像。CT示右上肺大片实变，边缘模糊，可见空气支气管造影征。右侧胸廓稍缩小，支气管黏膜活检为结核

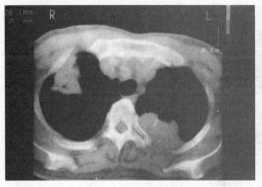
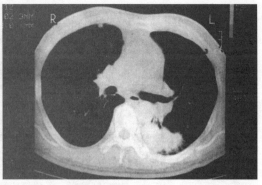

A

B

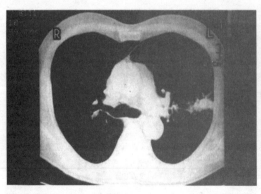

C

图 8 - 67　肺结核呈斑片状影

A. 右上肺尖段斑片状影，内有小泡状低密度影，左上肺尖后段紧贴后胸壁片状密度增高阴影，内可见两个小钙化点；B. 同一患者，左下肺背段斑片状密度增高影，边缘较模糊，右上肺前段，胸膜下有小斑点影；C. 与 A 同一患者，右下肺后基底段斑片状影，可见支气管充气像

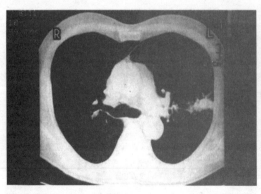
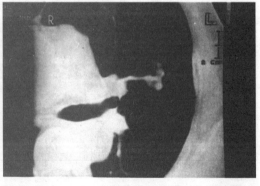

A

B

图 8 - 68　肺结核

男，67 岁。A. 左肺上叶尖后段见一斑片状影，略呈楔形底向外侧；该阴影内有多个斑点状影，直径 2 ~ 3mm；B. A 下方 1cm 层面，肺门外方可见 4 个直径 3 ~ 5mm 之小结节堆集成小片，为腺泡结节性病变。手术证实为干酪增殖性结核

5. 空洞性阴影　多为薄壁空洞，呈中心透亮的环形阴影（图8-69），慢性纤维空洞性结核，其壁较薄，内壁光滑，周围可见扩张的支气管与纤维化改变。

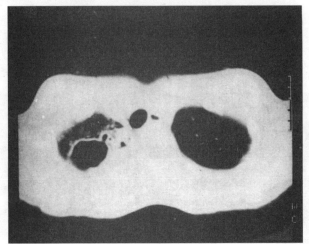

图8-69　肺结核薄壁空洞
右上肺尖后段浸润性肺结核，薄壁空洞

6. 粟粒性阴影　急性粟粒性肺结核，阴影直径在5mm以下，密度均匀，边界欠清晰，与支气管走行无关，与血管纹理走行一致；亚急慢性粟粒结核者，病变边缘多较清晰，病变大小不很均匀（图8-70）。

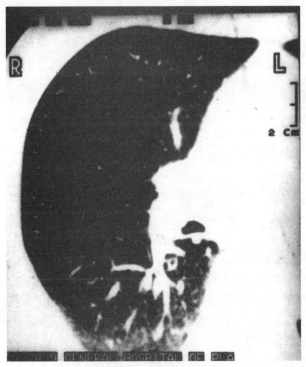

图8-70　粟粒性肺结核
右肺弥漫分布粟粒样阴影，边缘欠清晰

7. 纤维条索影 病变为纤维条索状致密影，边界清晰，它与正常肺纹理不同，没有从内到外的由粗变细及逐渐分支的树枝样分布，而是粗细均匀，僵直，并与正常肺纹理的行走方向不一致。病变可局限于一个肺段或肺叶或位于一侧肺；肺体积缩小，纵隔向患侧移位。

8. 肺门纵隔淋巴结肿大和钙化 大于 2cm 以上淋巴结增强扫描常显示为周边环形增强，增强厚度一般不规则，其病理基础与淋巴结中央为干酪样坏死，周围为肉芽组织（图 8 - 71）。较小淋巴结可均匀增强，淋巴结钙化可为圆形，类圆形，簇状及不规则斑点状。

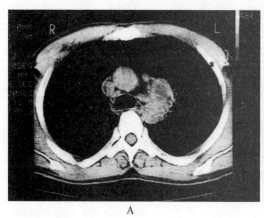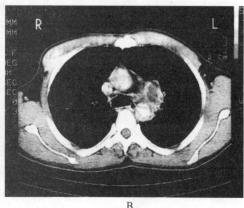

A   B

图 8 - 71 肺门淋巴结核

A. 平扫，左肺门有一肿块影，轮廓欠清晰，其密度不均；B. 增强扫描，上述肿块呈周边环形增强，中央为低密度，无强化，肿块轮廓较增强前清楚，手术病理证实为淋巴结核，中心为干酪样物，周围高密度为肉芽肿

9. 胸膜病变 急性期可见游离胸腔积液，慢性期见局限性或广泛性胸膜肥厚，局限性包裹性积液，胸膜结核瘤及胸膜钙化。

（二）诊断与鉴别诊断

根据上述 CT 表现结合临床与 X 线所见一般能做出正确诊断；但在实际工作中，与肺癌、结节病及淋巴瘤等的鉴别有时困难，应注意鉴别。

1. 周围型肺癌 原发性肺癌的肿块形态不规则，边缘不整，有分叶且较深，边缘多有锯齿状或小棘状突起，或细短毛刺，常有支气管充气征与空泡征，钙化少见，常伴有胸膜皱缩征。两肺结核结节或结核瘤形态较规则，边缘多光整，病灶内有边缘性空洞或小圆形液化坏死所致的低密度，常有钙化，周围多有卫星灶。

2. 肺门与纵隔淋巴结核需与肺癌肺门纵隔淋巴结转移以及结节病相鉴别 结核性淋巴结肿大于增强后扫描呈现边缘性增强，中心相对低密度是特征性所见，且好发于右气管旁（2R、4R），气管与支气管区（10R）和隆突下区对鉴别也有帮助；恶性肿瘤转移性淋巴多数大于 2cm，增强扫描多呈均匀一致性增强，其转移部位与原发肿瘤的淋巴引流一致。恶性淋巴瘤的淋巴结增大常常多组淋巴结受累，可位于血管前间隙，多有融合趋向，包绕与侵犯血管，致血管壁境界不清，结节病的淋巴结肿大，多为两侧肺门淋巴结呈对称性，土豆块样；多无钙化。

3. 胸腔积液 CT 发现胸膜实性结节或肿块时，有助于肿瘤诊断，仅表现为胸腔积液时不能鉴别结核或转移瘤；包裹性积液以结核多见，但也可见于肺癌转移。

（翟永文）

第三节 气管支气管疾病

一、气管肿瘤

气管肿瘤较少见，绝大多数发生于成人，良性肿瘤以软骨瘤、乳头状瘤、纤维瘤、血管瘤和颗粒细胞母细胞瘤较常见，鳞状细胞乳头状瘤呈无蒂或乳头状结节性肿块局限于气管黏膜。气管恶性肿瘤少见，约占恶性肿瘤的0.1%。在成人，气管恶性肿瘤多于良性肿瘤，鳞状上皮癌来自于气管鳞状上皮最多见，其次为囊腺样癌，来自十气管壁上黏液腺体。两者占气管恶性肿瘤之80%～90%。

气管肿瘤最好发的部位是气管下1/3，鳞状细胞癌最多见于隆突上方3～4cm之远段气管，其次为上段气管。临床症状多为非特异性的，主要为呼吸时有哮鸣音，严重者可发生呼吸困难，并有咳嗽、咯血等；接近声门部肿瘤可引起声音嘶哑，远段气管肿瘤可突入一侧支气管，引起气管阻塞；鳞状细胞癌和囊腺癌均可广泛转移至肺、肝和骨以及淋巴结。

CT表现：CT主要用于观察肿瘤侵犯气管的范围以及侵犯气管壁的深度。良性肿瘤境界清楚，呈带蒂或无蒂突向腔内，通常侵犯气管壁不深，钙化常见于软骨瘤和错构瘤恶性肿瘤显示气管壁受肿瘤浸润增厚（图8-72），或气管壁上软组织密度肿块，气管之侧后壁为最常见部位，多数不带蒂，偏心生长，有时呈乳头状突向气管腔内，使气管腔呈不对称狭窄（图8-73A）。30%～40%的恶性肿瘤直接向纵隔内扩展并侵犯纵隔结构。气管癌容易转移至纵隔内淋巴结（图8-73、图8-74）。

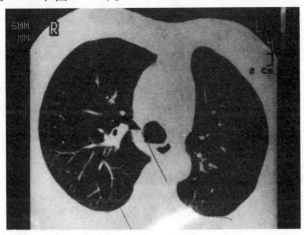

图8-72 气管肿瘤
气管下段近隆突部右侧壁局限性稍隆起（↑），内表面欠光整，
（气管镜）病理证实为气管鳞癌

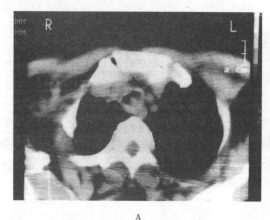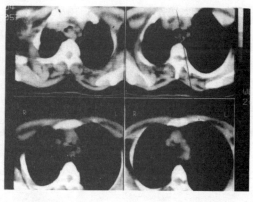

A   B

图 8 - 73　气管肿瘤

A. 胸骨切迹层面；B. 自 A 向下相邻的 4 个层面。示气管胸骨切迹平面向下，气管左后壁局限性增厚并有一乳头样肿物向腔内突出，使其变形，变窄。病变长度约 4cm。于气管前与无名动脉、右头臂静脉之间有一软组织密度结节影。所见为气管癌并有纵隔淋巴结（4R）转移

CT 用以确定气管恶性肿瘤外科手术切除之可能性；有两个决定因素，一是气管上下侵犯的长度；二是气管侵犯的范围，在这两方面 CT 均优于普通 X 线。

二、先天性支气管囊肿（肺囊肿）

支气管囊肿是一种先天性疾病，与呼吸系统的发育障碍有关，发病多在青年或幼年期。部分发生于肺野，部分发生于纵隔；前者又称为肺囊肿。

（一）病理

支气管囊肿的形成与肺芽发育障碍有关。从胚胎第 6 周起，两侧肺芽开始分叶，右侧三叶，左侧二叶，形成肺叶的始基，支气管在肺内一再分支，形成支气管树，其末端膨大则形成肺泡。

支气管的发育是从索状组织演变成中空的管状组织，如由于胚胎发育的停滞，不能使索状结构成为贯通的管状结构，远端支气管腔内的分泌物不能排出，可积聚膨胀，形成囊肿。

囊肿的壁一般菲薄，内层为上皮层，有纤毛上皮或柱状上皮，有支气管壁内容，如平滑肌、软骨、黏液腺和弹力纤维组织，壁内无尘埃沉积，易与后天性囊肿区别。囊肿可单发或多发，可为单房或多房，含液囊肿中的液体可为澄清液或血液或凝固的血块，若囊和支气管相通可成为含气囊肿或液气囊肿。

临床表现：大部分患者无症状，胸部 X 线检查时偶尔发现。如囊肿甚大可压迫邻近组织或纵隔产生呼吸困难和发绀等，少数患者有咯血，如继发感染则有发热、咳嗽、胸痛等。

（二）CT 表现

1. 孤立性囊肿　多见于下叶。含液囊肿表现为圆形或椭圆形水样密度影，密度均匀，边缘光滑锐利，CT 值一般在 0～20Hu，可高达 30Hu 以上（图 8 - 74），静脉注入造影剂后无强化。囊肿有时可呈分叶，因含黏液其 CT 值较高呈软组织密度，如位于肺野外周，可误诊为周围型肺癌（图 8 - 75）。如囊肿和支气管相通，有空气进入，则成含气囊肿或液气囊肿。

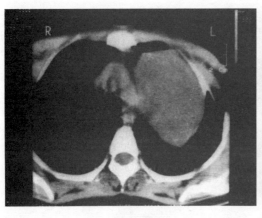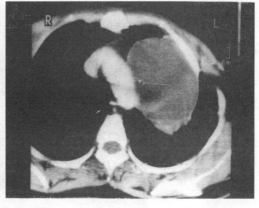

A   B

图 8 – 74　左上肺囊肿

女，30 岁，左上肺野内 6cm×8cm 类圆形囊性肿物，边缘光滑锐利，密度均匀。肿物与纵隔紧贴，纵隔内血管有受压移位改变，增强扫描，囊壁略有增强，囊内容无强化

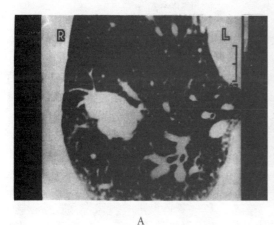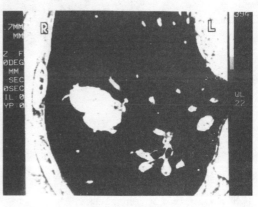

A   B

图 8 – 75　右下肺细支气管囊肿

A. 肺实质像，右下肺前基底段近胸膜处有一分叶状肿块，约 2.5cm×3.6cm 大小，轮廓清楚，边缘光滑；B. 肺纵隔窗像，显示病变密度均匀，测 CT 值为 34Hu，术前诊为周围性肺癌，手术病理证实为细支气管囊肿

2. **多发性囊肿**　根据发育障碍的产生情况，多发性肺囊肿一般为气囊肿，在一侧或两侧肺野内呈弥散性多数薄壁环形透亮影，有些含有小的液平面。气囊影大小不等，边缘锐利（图 8 – 76），若囊肿并发感染则在其周围出现浸润性炎症影，囊壁增厚。

三、支气管扩张

支气管扩张可为先天性或后天性，以后天性多见，先天性支气管扩张为支气管壁先天发育缺陷薄弱所致。后天性支气管扩张因支气管感染或肺内病变牵拉引起，如肺结核，慢性肺炎及间质性纤维化，晚期可伴有局部支气管扩张，支气管近端梗阻，引起远端支气管扩张。

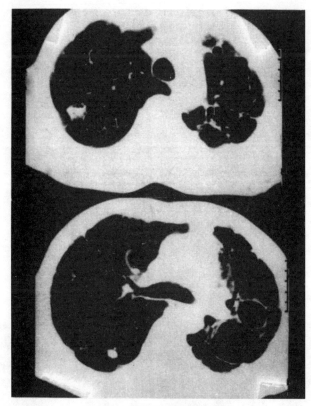

图 8 - 76　多发性肺囊肿
两肺野有多个薄壁含气囊腔，境界清晰

支气管扩张可分为四型：①柱状扩张；②囊状扩张；③混合型；④尚有一种少见类型为限局性梭形扩张。柱状扩张为支气管腔呈柱状或杵状不均等扩张，或远端稍大，病变部位主要在亚肺段及其分支，病变程度严重者可累及肺段支气管；囊状扩张为病变支气管远端膨大呈囊状，病变多时呈葡萄串或蜂窝状，病变多侵犯 5 ~ 6 级以下小支气管；混合型为柱形扩张与囊状扩张同时存在，病变往往比较广泛明显。

CT 扫描可采用 4 ~ 5mm 中厚度自肺尖扫至肺底，也可采用薄层 1.5 ~ 2.0mm 层厚，高分辨 CT 扫描，间隔 8 ~ 10mm，自肺尖扫至肺底。

CT 表现：CT 能提示有无支气管扩张及支气管扩张的类型、程度与范围。

囊状支气管扩张特征性 CT 表现为厚壁的囊腔聚集成堆或簇状或成串排列，并发感染时可见液面或因渗出物充满囊腔成多个圆形或类圆形之致密影（图 8 - 77）。这一型支气管扩张应与肺大泡与泡性肺气肿相鉴别，肺大泡与小泡其壁薄，位于肺野外围，不与肺动脉伴随。

柱状支气管腔扩张：CT 表现为较伴行肺动脉管径明显增加，管壁增厚（图 8 - 78），以高分辨 CT 显示佳，当扩张支气管内充满积液时可呈柱状或结节状高密度影。

混合型：兼有上述两型 CT 表现（图 8 - 79）。

局限性梭形扩张也称串珠状扩张（varicosis），这一型 CT 上发现较困难。

因肺内纤维化所引起的支气管扩张，病变局限于纤维化部位（图 8 - 80）。

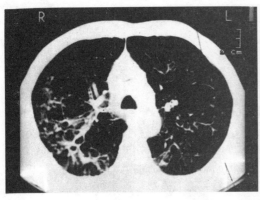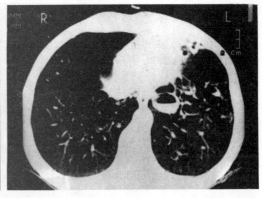

图 8 – 77　囊状支气管扩张

A. 右上肺后段，前段，左上肺尖后段支气管扩张；B. 左下肺心缘旁囊状支气管扩张，一囊内有气液面为并发感染

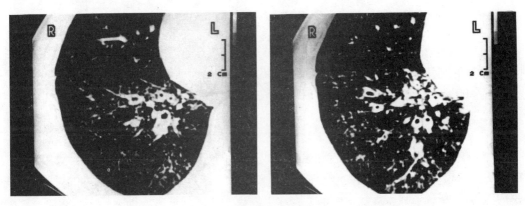

图 8 – 78　柱状支气管扩张

A. 右下肺诸基底段支气管管壁明显增厚，管腔较伴行的肺动脉断面明显增粗；B. 为 A 下方 9mm 层面，CT 表现与 A 相仿，支气管造影证实为柱状支气管扩张

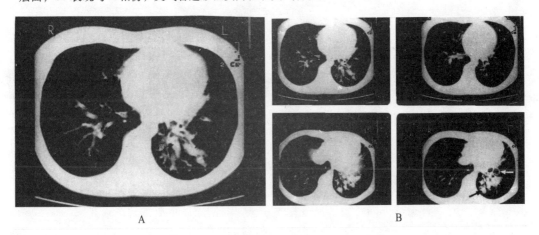

A　　　　　　　　　　　　　　　B

图 8 – 79　混合型支气管扩张并并发感染

A. 左下肺叶基底段支气管呈柱状扩张（↑）；B. 囊状扩张（白↑），部分小囊内有液体充盈（黑↑）少数可见液平面

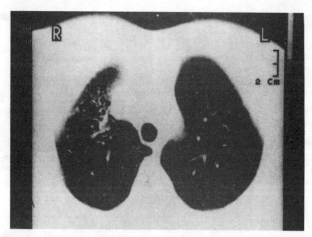

图 8 - 80 肺内纤维化引起的支气管扩张

右上肺尖段有数个小环状透亮影，壁较厚，周围有条索状影，右侧胸腔轻度塌陷。

所见为肺结核引起的支气管扩张

CT 诊断支气管扩张有较高的准确性。文献报道用 5mm 层厚扫描与支气管造影做比较，对于各种型的支气管扩张，CT 检查的特异性为 100%，对于囊状与棱形支气管扩张，CT 的敏感性为 100%，对柱状支气管扩张，CT 的敏感性为 94%。

四、慢性支气管炎

慢性支气管炎是支气管的慢性炎症，其临床诊断标准与 X 线检查所见为大家所熟知，一般 CT 扫描很少单独用于慢性支气管炎的诊断，胸部 CT 检查主要是在普通 X 线检查基础上用于鉴别诊断。当临床症状不明确，胸片上发现网状纹理，常为排除其他疾病而进行胸部 CT 扫描。对于慢性支气管炎诊断明确，临床症状加重，胸部 X 线片不能除外肿瘤时也可做胸部 CT 扫描。

（一）病理

慢性支气管炎的病理变化是支气管黏膜充血、水肿、杯状细胞增生，黏液腺肥大，管腔内分泌物增加并有表皮细胞脱落，萎缩及鳞化。由于炎症的反复发作，支气管壁内结缔组织增生，并可见炎性细胞浸润，管壁内弹力纤维破坏，软骨变性萎缩，支撑力减弱，易于扩张或塌陷，慢性支气管向其周围蔓延可引起支气管周围炎，若炎症反复发作可引起支气管周围纤维化，慢性支气管可引起支气管扩张，肺间质性纤维化，肺炎及肺心病等并发症。

（二）CT 表现

慢性支气管炎的 CT 表现反映了它的病理变化，主要有以下几点：

1. 轨道征　慢性支气管炎时，由于支气管壁炎性增厚呈轨道征（图 8 - 81）；呈平行线状高密度影与支气管走行方向一致，此征以高分辨 CT 扫描显示更加清晰。

2. 肺气肿与肺大泡　CT 较普通 X 线更为敏感地显示小叶中心性肺气肿，全小叶肺气肿以及肺大泡等征象。

3. 弥散性慢性炎症　肺野内可见多个斑点状与小斑片状密度增高影；多数代表小叶性肺炎或有部分不张。

4. 中叶慢性炎症　慢性支气管炎时并发中叶慢性炎症较常见，胸部 CT 扫描可发现胸片上不易显示的中叶慢性炎症与并发的支气管扩张，在 CT 上于中叶区可见不规则索条状与斑片状高密度影及比较厚的环形影。

5. 间质性纤维化改变　肺纹理增多紊乱，可呈网状，以肺野外周明显（图 8 – 82）。

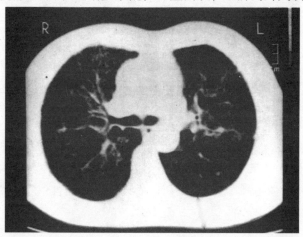

图 8 – 81　慢性支气管炎轨道征

两肺纹理紊乱，右上叶前段支气管及其分支与后段支气管壁均显示增厚

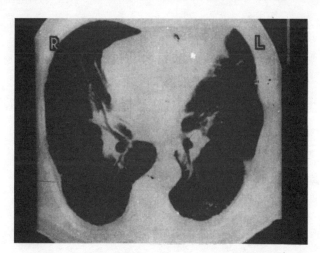

图 8 – 82　慢性支气管炎伴有轻度肺间质纤维化

两下肺纹理增多紊乱，于胸膜下可见网状与小蜂窝状结构

6. 肺动脉高压　CT 可准确测量肺动脉的直径，肺动脉高压时右肺动脉直径 > 15mm，肺中内带肺动脉增粗，周围肺动脉纤细，扭曲（图 8 – 83）。

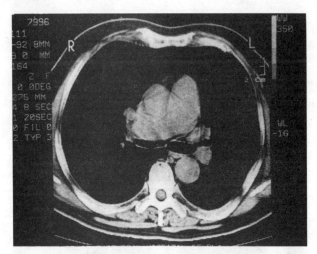

图 8 – 83　慢性支气管炎并发肺动脉高压

主肺动脉高度扩张，直径达 31mm，右肺动脉明显增粗，直径约 20mm

（翟永文）

第九章　循环系统疾病的CT诊断

第一节　先天性心脏病

一、房间隔缺损

房间隔缺损（ASD）是成年人最常见的先天性心脏病（CHD），约占所有CHD的20%，可单独发生或并发其他心血管畸形。分为原发孔型（房间隔下部）、继发孔型（房间隔中部）、下腔型、上腔型、冠状静脉窦型，继发孔型占80%。血流经缺损处自左心房（LA）向右心房（RA）分流，右心扩大，而左心血流减少。临床表现取决于分流量大小，常见心悸、气短、活动受限，胸骨左缘第2～3肋间收缩期杂音及P2亢进。

（一）诊断要点

房间隔局部中断及LA与RA内对比剂流相连，RA及右心室（RV）增大，肺动脉增粗，上下腔静脉增宽（图9-1A、B）。

（二）特别提醒

CTA可漏诊<5mm的ASD。

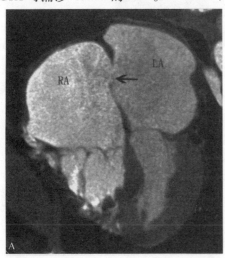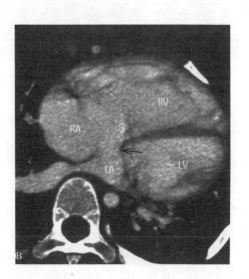

图9-1　房间隔缺损（ASD）

A. 女，65岁。继发孔型ASD。心脏CTA重组图。（LA）左心房与（RA）右心房之间见一较大缺损（黑箭）。B. 女，6岁。冠状静脉窦型ASD。冠状静脉窦与LA间隔缺失（黑箭）；LV. 左心室；RV. 右心室

二、室间隔缺损

室间隔缺损（VSD）是最常见的单发性先天性心脏病，50%并发其他心血管畸形，如法洛四联症等。分为膜部（70%~80%）、小梁部或称肌部、漏斗部3型。血流经缺损处自左向右分流，当肺循环压力增大，出现双向分流时称 Eisenmenger 综合征。典型体征为胸骨左缘第3~4肋间收缩期杂音及震颤。

（一）诊断要点

室间隔连续性中断，LV 与 RV 增大、肺动脉及其肺内分支普遍增粗（图9-2）。

（二）特别提醒

CT 难以发现小于3mm 与肌部的 VSD。

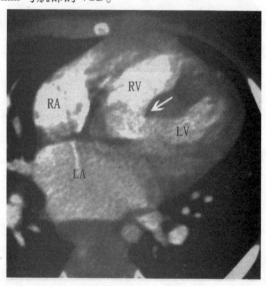

图9-2 室间隔缺损（VSD）

男，1岁。膜部 VSD。（LV）左心室与（RV）右心室之间宽大缺损（白箭）；RA. 右心房；LA. 左心房

三、动脉导管未闭

动脉导管未闭（PDA）为主动脉峡部与主肺动脉干之间的胚胎性通路未闭合所致（正常时应在出生后6个月至1年内闭合），仅次于 ASD 与 VSD。分为漏斗型、管型及窗型，前者占80%。血流自主动脉向肺动脉分流，导致肺循环血流量增大及体循环血流量减小。临床表现包括活动后心悸、气短、易感染，胸骨左缘第2~3肋间连续性机器样杂音、震颤，并发症包括细菌性心内膜炎、脑脓肿、动脉导管瘤等。

（一）诊断要点

主动脉峡部与主肺动脉（MPA）之间各种形态的异常通道，MPA 与右心室增大（图9-3）。

（二）特别提醒

与主-肺动脉间隔缺损鉴别为位置不同。

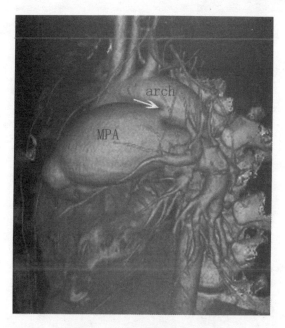

图 9 – 3　动脉导管未闭（PDA）

女，21 岁。心脏 CTA VR 图左面观。白色短箭示主动脉弓（arch）与
主肺动脉（MPA）之间管状连接，MPA 及左肺动脉明显增粗

四、法洛四联症

法洛四联症（TOF）为最常见发绀性心血管畸形，包括高位 VSD、重度肺动脉狭窄、右心室（RV）肥大、主动脉增宽及右移骑跨于 VSD 上方，前两种畸形最重要。肺动脉狭窄可自 RV 流出道至左右肺动脉。25% 并发右位主动脉弓。临床症状取决于右向左分流量大小，包括发绀、喜蹲踞、槌状指（趾）、脑脓肿等，胸骨左缘第 2～4 肋间收缩期杂音及震颤。

（一）诊断要点

清楚显示 VSD 部位及大小，精确测量肺动脉狭窄，根据主动脉窦与室间隔关系判断主动脉骑跨程度（图 9 – 4A、图 9 – 4B）。

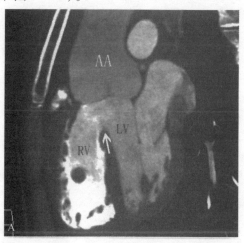

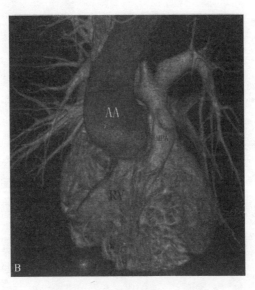

图 9 - 4　法洛四联症（TOF）

男，35 岁。A. 斜位 MIP 图，两心室之间大缺损（白箭），升主动脉
（AA）骑跨于缺损之上（LV）左心室，（RV）右心室；B. VR 图，主
肺动脉（MPA）细小，AA 骑跨率约 75%

（二）特别提醒

McGoon 比值 =（左 + 右肺动脉干直径）/降主动脉直径，评价 TOF 肺动脉发育。

五、肺动脉狭窄

肺动脉狭窄（PS）指右心室（RV）流出道至肺内肺动脉分支之间任何部位的狭窄，占先天性心脏病第 4 位，分为漏斗部、肺动脉瓣（80% ~ 90%）、主肺动脉、肺动脉分支狭窄，66% 并发其他心血管畸形，以 ASD 及卵圆孔未闭最常见。临床表现为心悸、气短、头晕，重者可见发绀，典型体征为胸骨左缘第 2 ~ 3 肋间收缩期及震颤，P2 减弱。

（一）诊断要点

CTA 显示狭窄部位和狭窄后主肺动脉（MPA）及左肺动脉扩张、RV 肥厚（图 9 - 5），肺动脉瓣增厚，RA 增大。

（二）特别提醒

主要需与其他并发 PS 的疾病鉴别。

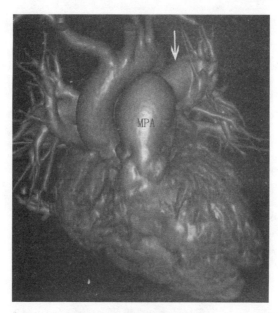

图 9 – 5　肺动脉狭窄（PS）

女，5 岁。VR 图。MPA 与左肺动脉（白箭）明显扩张

六、大动脉转位

大动脉转位（TGA）为左心室（LV）与肺动脉、右心室（RV）与主动脉连接，分为完全型与校正型两类。完全型 TGA 是仅次于法洛四联征的发绀型心血管畸形，常并发心内或心底分流，发绀及低氧血症显著。校正型 TGA 为心房 – 心室及心室 – 动脉连接均不相适应，升主动脉可为右位型或左位型，形态学的 RV 承担 LV 功能，最终引起心力衰竭及房室瓣关闭不全。

（一）诊断要点

1. 完全型 TGA　心室 – 动脉连接不相适应 + VSD 或 PDA、PS（图 9 – 6A、B）。

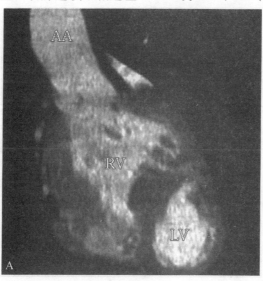

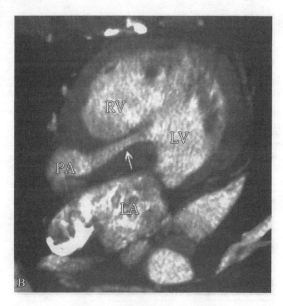

图 9 - 6　大动脉转位（TGA）

男，17 岁。A. 斜冠状位 MIP 图，升主动脉（AA）起自右心室
（RV），（LV）左心室；B. 肺动脉（PA）起自于 LV，（LA）左心房，
LV 与 RV 之间室间隔缺损（白箭）

2. 校正型 TGA　根据肌小梁形态判断 LV 与 RV、观察肺动脉、主动脉连接。

（二）特别提醒

常并发多种畸形，如 PS、ASD、VSD。

七、共同动脉干

共同动脉干（TA）是原始动脉干分隔异常所致单一动脉干，并由此发出主动脉、肺动脉及冠状动脉，也称永存共同动脉干。动脉干可骑跨于左心室、右心室或偏向某一心室，多伴 VSD，瓣膜为 2～4 叶，3 叶者最常见。TA 分为四型。预后不良，多在 1 岁内死亡。临床表现为发绀、气短、发育不良等。

（一）诊断要点

左心室、右心室上方粗大单一动脉干，主肺动脉或左肺动脉、右肺动脉及冠状动脉起自于该动脉干（图 9 - 7），肺动脉增粗。

（二）特别提醒

与主 - 肺动脉间隔缺损不同之处在于主动脉与肺动脉起自于单一动脉干。

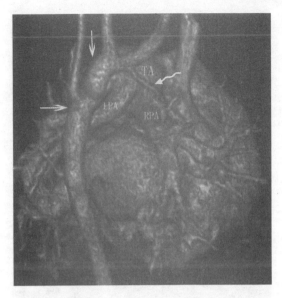

图 9 -7   共同动脉干（TA）

女，8 月龄。主动脉（2 个白箭）与肺动脉（LPA 与 RPA）均起自于单一的动脉
干（TA），右冠状动脉（白色波浪弯箭）起自右锁骨下动脉

八、主 - 肺动脉间隔缺损

主 - 肺动脉间隔缺损（APSD）是升主动脉与主肺动脉之间的间隔部分或完全缺如，也
称主 - 肺动脉窗、主 - 肺动脉瘘、部分永存动脉干，为原始主动脉分隔异常所致。分为：Ⅰ
型，缺损位于半月瓣上方；Ⅱ型，缺损接近主动脉弓；Ⅲ型，缺损很大，主 - 肺动脉之间几
乎无间隔。50% 并发 PDA、VSD、ASD 等心血管畸形。早期即可出现肺动脉高压及发绀等。

（一）诊断要点

（1）主动脉与主肺动脉之间管壁缺损、对比剂直接连通（图 9 -8A、图 9 -8B）。

（2）左心室和右心室增大、肺动脉高压，肺动脉及主动脉瓣膜完整，可并发主动脉
畸形。

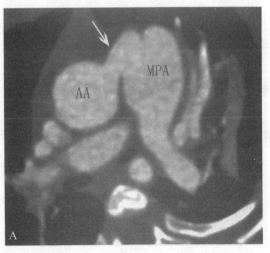

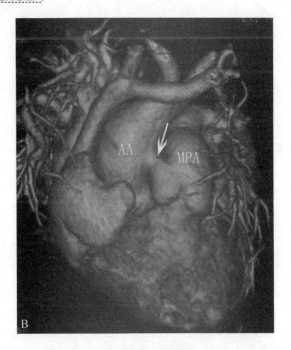

图9-8 主-肺动脉间隔缺损（APSD）

女，6月龄。A. 主动脉-肺动脉之间见管状交通（白箭），宽径约
5mm；B. VR图，白色中短箭示升主动脉（AA）与主肺动脉（MPA）
之间通道，但主动脉与肺动脉起源正常，后者增粗

（二）特别提醒

与 TA 不同的是本病有两组半月瓣。

九、完全性肺静脉异位引流

完全性肺静脉异位引流（TAPWC）原因是共同肺静脉（CPV）发育异常、与体静脉异常沟通所致，按引流部位分为心上型（左头臂静脉、上腔静脉）（50%～70%）、心内型（冠状静脉窦、右心房）、心下型（门静脉或静脉管）及混合型，氧合的肺静脉血汇入右心房（RA），需借助心房间异常通道（ASD或卵圆孔未闭）维持循环，肺血明显增多。临床表现为早期出现发绀与槌状指（趾），最终发展为心力衰竭。

（一）诊断要点

逐层观察可见肺静脉走行与连接异常（图9-9），并显示并发畸形。

（二）特别提醒

本病 CT 扫描时需注意包括膈下，以免漏诊心下型 TAPVC。

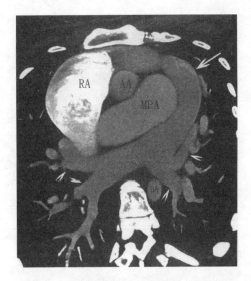

图 9 – 9　完全性肺静脉异位引流（TAPVC）

女，35 岁。斜位 MIP 图。左、右肺静脉（4 个白色燕尾箭头）于主肺动脉（MPA）后方汇
合为共同肺静脉（白箭），然后与右心房（RA）相连；AA. 升主动脉；DA. 降主动脉

十、主动脉 – 左心室隧道

主动脉 – 左心室隧道（ALVT）是一种极其罕见的先天性主动脉与左心室（LV）之间的
异常交通，约 45% 并发其他畸形，如主动脉瓣二叶瓣畸形。本病血流动力学改变是：血液
快速自主动脉反流至左心室，进而可引起左心室增大、充血性心力衰竭，甚至隧道破裂及心
内膜炎。临床表现类似于主动脉瓣关闭不全及充血性心力衰竭。

（一）诊断要点

主动脉根部隧道开口常位于右冠状窦上方的窦管交界处上方的主动脉，呈裂隙状或卵圆
形，远端与 LV 流出道相通（图 9 – 10A、图 9 – 10B），LV 增大，有时隧道的心外段或心内
段呈动脉瘤样扩张。

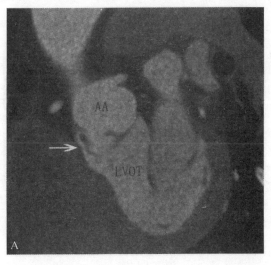

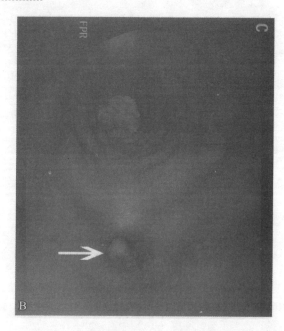

图9-10 主动脉-左心室隧道（ALVT）伴主动脉瓣二叶瓣畸形

男，38岁。A. 斜位 MPR，升主动脉（AA）根部与 LV 流出道（LVOT）之间见异常通道（白箭）；B. 仿真内镜，白箭示 ALVT 开口

（二）特别提醒

临床上易与主动脉瓣关闭不全混淆。

（石　慧）

第二节　心瓣膜病、后天性心脏病及心肌疾病

一、风湿性心脏病二尖瓣病变

风湿性心脏病最常累及心瓣膜，包括二尖瓣狭窄与关闭不全，约33%并发主动脉瓣病变。瓣叶粘连等导致瓣口缩小、左心房（LA）排血受阻，关闭不全时血液自向 LA 反流，引起左心室（LV）肥厚及扩张、LA 扩大，终致肺静脉高压、肺瘀血、肺水肿、肺动脉高压、右心室（RV）扩大。临床表现包括劳力性呼吸困难、心悸、咯血，心尖部隆隆样舒张期杂音及震颤、二尖瓣开瓣音、P2 亢进，关闭不全时闻及收缩期杂音。

（一）诊断要点

LA 及 LV、RV 增大，LA 壁膨隆，有时并发血栓，肺静脉增粗，二尖瓣钙化，CTA 显示二尖瓣增厚及舒张期关闭不全。其他：肺水肿、LA 血栓、肺动脉增粗（图9-11A、图9-11B）。

（二）特别提醒

CT 对肺瘀血及肺水肿的显示优于 X 线平片。

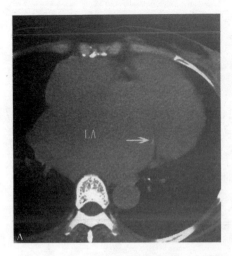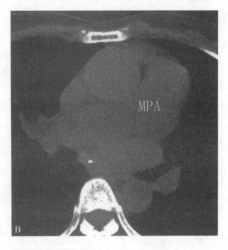

图 9 - 11   风湿性心脏病二尖瓣病变

女，58 岁。A. 左侧房、室明显增大，左心房（LA）显著，二尖瓣钙化（白箭）；B. 主肺动脉（MPA）及其分支明显增粗

二、主动脉瓣狭窄

主动脉瓣狭窄（AS）为先天性或获得性，动脉硬化症最常见，其次为风湿病。按程度分为轻度（瓣口面积 $1.5 \sim 2.0 cm^2$）、中度（$< 1.0 cm^2$）及重度（$< 0.7 cm^2$）。AS 引起左心室（LV）后负荷增加、心肌肥厚，最终出现 LV 扩大及左侧心力衰竭。临床表现为胸痛、气短、左侧心力衰竭症状等，主动脉瓣区喷射性收缩期杂音等。

（一）诊断要点

主动脉瓣增厚及钙化，主动脉瓣二叶瓣畸形可在主动脉根部短轴位上显示，LV 心肌向心性肥厚。升主动脉增粗（图 9 - 12）。

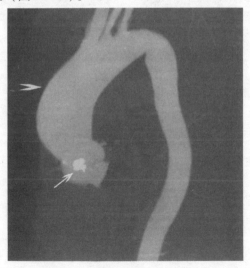

图 9 - 12   主动脉瓣狭窄（AS）

男，57 岁。升主动脉增宽（白色燕尾箭头），主动脉瓣钙化（白箭），LV 增大（未列出）

（二）特别提醒

应注意观察是否并发其他瓣膜病变。

三、左心房血栓

左心房（LA）血栓是最常见的心腔内血栓，病因包括心房纤颤、术后、腔内留置导线及导管、凝血异常、肿瘤等，病理学上由血小板、红细胞、纤维蛋白、成纤维细胞形成分层状结构。可无特殊症状，也可出现动脉系统栓塞。

（一）诊断要点

（1）血栓常位于固有心房，后壁多见（图9-13A、图9-13B），也可累及心耳。

（2）平扫为等或稍高或稍低于血液密度，慢性期钙化，增强扫描呈充盈缺损。

（二）特别提醒

需与LA肿瘤（可见强化）及增强扫描时对比剂充盈不均匀鉴别。

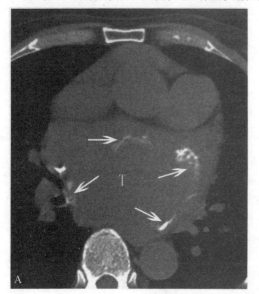 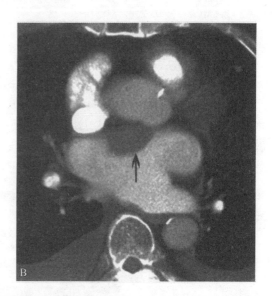

图9-13　风湿性心脏病LA血栓

A. 男，78岁。LA内巨大等密度肿物（T），周边多发弧形及片状钙化（4个白箭）。B. 男，80岁。增强扫描，黑箭示LA前壁充盈缺损，LA扩大，两侧少量胸腔积液

四、肺源性心脏病

肺源性心脏病是肺部、胸膜及胸廓、肺血管疾病所致肺循环阻力增加、肺动脉高压及右心功能障碍性疾病，分为急性与慢性两类。常见原发疾病包括慢性阻塞性肺疾病（COPD）、支气管扩张、肺结核、肺尘埃沉着病等。病理学标志为右心室流出道前壁厚度＞5mm。临床表现除原发疾病外，还可见心悸、气短、发绀、心音遥远、P2亢进及右侧心力衰竭体征、肺性P波等。

（一）诊断要点

主肺动脉（男性 > 30mm 及女性 > 28mm）及左右肺动脉增粗、右心室增大及心肌肥厚（ > 5mm），晚期可见右心房增大及左心增大（图 9 - 14）。

（二）特别提醒

X 线检查是其最简单有效的诊断方法。

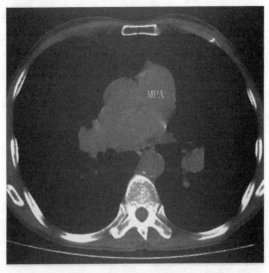

图 9 - 14　COPD 所致肺源性心脏病

男，69 岁。胸廓前后径增大，胸骨后间隙增宽，右心室增大（未列出）及肺动脉增粗，主肺动脉（MPA）宽径 3.6cm

五、心肌梗死

心肌梗死（MI）是冠状动脉完全阻塞所致心肌缺血性坏死，急性者致死率高达 30%，95% 病因是冠状动脉粥样硬化，累及心肌全层时为透壁性心肌梗死，仅涉及心内膜下者称心内膜下心肌梗死。临床表现包括胸痛、呼吸困难、恶心、呕吐、心悸等，但约 33% 无典型胸痛。

（一）诊断要点

（1）平扫表现为局部心肌密度减低，增强扫描呈首关低灌注及延迟强化，动态增强表现为时间 - 密度曲线低平（图 9 - 15A）。

（2）CT 同时可显示相应冠状动脉病变及肺水肿、胸腔积液等（图 9 - 15B）。

（二）特别提醒

增强扫描无延迟强化则提示无复流。

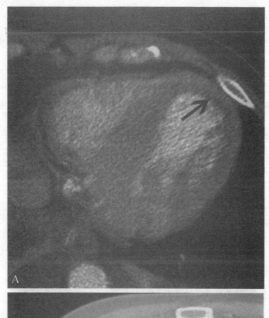

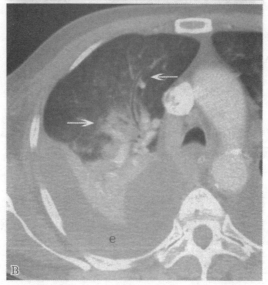

图 9－15　心肌梗死（MI）

男，75 岁。A. LV 心尖部心内膜下低强化（黑箭）；B. 右肺弥漫性支气管血管束增粗、模糊，多发斑片状 GGO 与实变（2 个白箭），胸腔积液（e），左肺类似改变（未列出）

六、室壁瘤

室壁瘤是梗死心肌局部扩张、变薄及异常的袋状膨出，局部收缩舒张活动减弱、消失或出现反常运动，分为真、假性两类，真性者瘤壁包括心壁全层。最常见病因是心肌梗死，致心律失常性右心室发育不良、心肌炎、心脏术后、创伤也可出现。临床表现主要是心绞痛，其次为呼吸困难、心律失常、心悸、晕厥、猝死（破裂），易并发血栓。

（一）诊断要点

（1）以左心室心尖部最常见，也可见于左心室侧壁、下壁，以及右心室。

（2）局部心壁变薄、突出及钙化。50% 以上病例可见邻近附壁血栓（图 9 – 16）。

（3）心脏 CTA 不同期相图像显示局部心肌运动减弱、消失或矛盾运动。

（二）特别提醒

假性室壁瘤的口径较小。

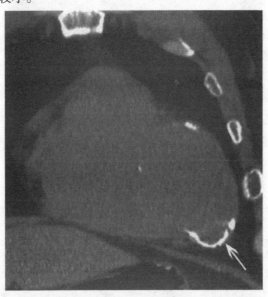

图 9 – 16　真性室壁瘤

男，37 岁。心肌梗死后 4 年。LV 增大，心尖部局部膨隆及弧形钙化（白箭）

七、扩张型心肌病

扩张型心肌病（DCM）占心肌病 50% 左右，以心腔扩张及收缩力下降为特点，也称充血性心肌病，约 25% 有家族史，也可继发于感染、中毒、内分泌及代谢、高血压、糖尿病、肥胖、中毒等疾病。病理学特点为左、右心室扩张，并可累及心房，心肌厚度正常或变薄，常导致房室瓣关闭不全。临床表现以左侧心力衰竭为主，其他包括心律失常、继发血栓、猝死等。

（一）诊断要点

心腔扩大（左心室或右心室为主），心室壁变薄（图 9 – 17），腱索延长，不同期相观察见心壁运动功能下降，心室扩张造成瓣环关闭不全及反流。

（二）特别提醒

诊断时需排除冠心病、高血压及心瓣膜病等造成心腔扩张与收缩功能下降的疾病。

八、感染性心内膜炎

感染性心内膜炎（IE）是心内膜、心瓣膜或邻近大动脉内膜感染并伴赘生物形成，分为急性与亚急性两类。链球菌感染最常见，其次为葡萄球菌。多有器质性心脏病、心瓣膜置换等基础疾病。心瓣膜赘生物形成，以及瓣叶与腱索破坏、多发栓塞性梗死。临床表现以弛张热最常见，新出现心脏杂音或原有杂音性质明显改变等。血培养是本病最重要的实验室诊断方法。

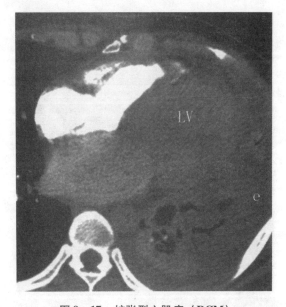

图 9 -17 扩张型心肌病（DCM）

男，29 岁。左心室（LV）扩大、心壁变薄，左心房稍增大，左侧胸腔积液（e）

（一）诊断要点

（1）心脏增大（图 9 -18A、B），以左侧房、室为主，增强是显示主动脉管壁增厚、心瓣膜赘生物、心肌脓肿、心瓣膜裂。

（2）多发动脉栓塞及内脏梗死、肺水肿。

（二）特别提醒

弛张热、急性心力衰竭及多发栓塞提示诊断。

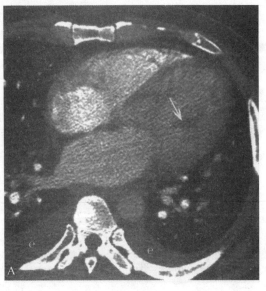

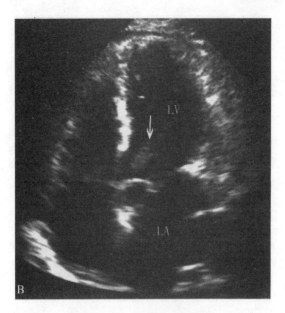

图 9 – 18　感染性心内膜炎

男，53 岁。A. 左心室增大，可疑充盈缺损（白箭），两侧少量胸腔积液（e）；B. 心脏超声，二尖瓣心室面赘生物（白箭）；LA. 左心房；LV. 左心室

（石　慧）

第三节　心包及冠状动脉病变

一、缩窄性心包炎

缩窄性心包炎是各种心包病变所致的心包粘连、增厚、挛缩及钙化，进而导致心腔舒张受限及右侧心力衰竭，病因包括原发性、感染、外伤及手术、放疗、尿毒症、自身免疫性疾病等，发病机制为心包异常增厚、纤维化及钙化、脏层与壁层心包粘连、心腔舒张功能障碍。临床表现为右心病变症状，如右侧心力衰竭、呼吸困难、颈静脉怒张、胸腔积液、腹腔积液等。

（一）诊断要点

心包增厚（ > 2.5mm），多较对称，壳状钙化。心房增大及舒张受限，以及腔静脉扩张、心包及胸腔积液、胸膜钙化（图 9 – 19）。

（二）特别提醒

难以鉴别少量积液与纤维性心包增厚。

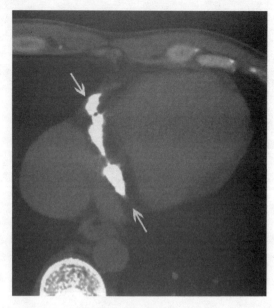

图9-19　缩窄性心包炎

男，43岁。心包增厚及多发钙化，以房、室沟处为著（2个白箭）

二、心包肿瘤

心包肿瘤较少见，多为转移瘤或胸部肿瘤直接侵犯，原发肿瘤相对少见，包括囊腺瘤、畸胎瘤与错构瘤、间皮瘤、纤维组织来源肿瘤、脂肪瘤、血管来源肿瘤等。临床上可无症状，或产生大量心包积液导致心脏充盈受限症状，如胸闷、气短、呼吸困难、颈静脉怒张、肝大、下肢水肿、血性心包积液。

（一）诊断要点

心包肿块，囊性者为水样密度，其他肿瘤呈软组织密度，畸胎瘤内见脂肪及钙化等多种成分；恶性者边缘不规则，心包积液，心包增厚，呈不同程度强化（图9-20A、图9-20B）。

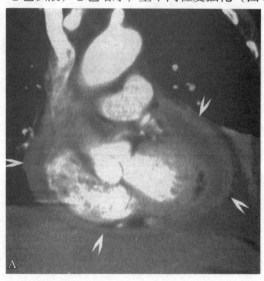

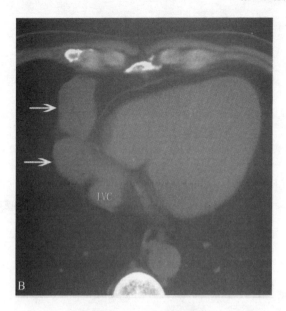

图 9 - 20　心包肿瘤

A. 女，80 岁。肺癌心包转移。增强扫描冠状位 MPR。脏壁层心包弥漫性增厚及强化（4 个白色燕尾箭头），心包腔少量积液。B. 男，60 岁。心包囊腺瘤。右侧心膈角区 2 个囊袋状相连的等密度影（2 个白箭），边界清楚；IVC. 下腔静脉

（二）特别提醒

心包肿瘤以恶性肿瘤及转移瘤居多。

三、冠状动脉起源异常

冠状动脉异常起源为冠状动脉最常见的先天性异常，冠状动脉 CTA 检查中发现率为 1% 左右。一般无症状，但少数可引起心肌缺血、甚至猝死。

（一）诊断要点

1. **单一冠状动脉**　左、右冠状动脉起自于右或左单一冠状动脉。

2. **冠状窦多个开口**　其分支直接分别起自于该冠状窦。

3. **其他**　冠状动脉起自于对侧冠状窦、冠状窦起自于冠状窦上方及肺动脉、副冠状动脉等。

（二）特别提醒

高位起源者需与旁路移植术后鉴别。

四、冠状动脉瘘

冠状动脉瘘（CAF）为冠状动脉起源正常、但引流异常，与心腔、其他心脏血管或肺血管交通，约占先天性心脏病 < 1% 及冠状动脉畸形 13%。右冠状动脉（RCA）－右心瘘最常见。临床表现包括呼吸困难、心力衰竭、心绞痛、心内膜炎、心肌梗死、心律失常，听诊可闻及连续性杂音、肺循环高压、心室扩张肥厚、心肌缺血、心肌梗死乃至猝死。

（一）诊断要点

显示瘘口部位、所属血管增粗迂曲，以 VR 及曲面重组显示最佳，有时可见冠状动脉偷流所致心肌梗死的低密度及低强化区。

（二）特别提醒

与左心瘘者需与心肌致密化不全鉴别。

五、心肌桥

心肌桥指某一段冠状动脉走行于心肌内。CTA 发现率约 30%。冠状动脉浅面未被心肌包埋者为不完全型，否则为完全型，后者分为浅与深肌桥（心肌桥厚度 >2mm）。心肌桥有可能促发或加速其近端冠状动脉的粥样硬化，导致少数患者心绞痛、心律失常、左心功能障碍，甚至猝死。

（一）诊断要点

（1）冠状动脉局部走行于心肌内或大部被心肌包埋，其深面与心肌之间无脂肪，约 20% 病例局部管腔狭窄（图 9-21）。

（2）心肌桥近端血管可出现动脉硬化表现，如钙化与非钙化斑块、管壁增厚及管腔狭窄。

（二）特别提醒

心室舒张与收缩期图像对照可清楚显示冠状动脉局部"挤牛奶"样改变。

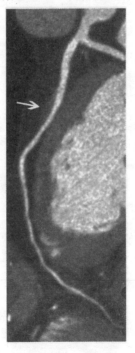

图 9-21　心肌桥

男，33 岁。左前降支近段走行于心肌内（白箭），局部轻微狭窄

六、冠状动脉斑块与狭窄

斑块是造成冠状动脉狭窄最常见的原因，包括脂质斑块、钙化斑块及混合斑块，纤维帽较薄及脂质核心较大者为不稳定斑块。临床表现可从无症状到斑块脱落阻塞远端血管导致急性冠状动脉综合征。

（一）诊断要点

钙化（CT值＞130HU），脂质性斑块为低密度（CT值14HU左右），纤维斑块为高于肌肉密度（CT值80～100HU），局部管腔以50%、70%为界分为轻、中、重度狭窄（图9-22A至图9-22C）。

（二）特别提醒

纤维斑块与软斑块CT值有所重叠。

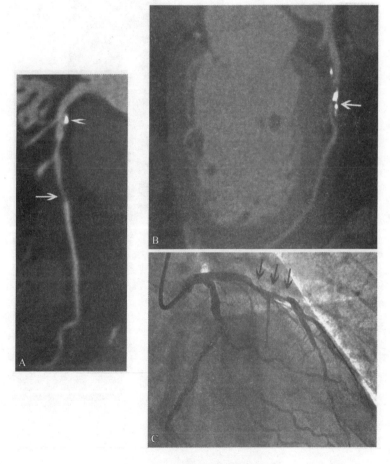

图9-22 冠状动脉斑块与狭窄

A. 女，64岁。左前降支近段非钙化斑块，局部管腔明显狭窄（白箭），左冠状动脉分叉处钙化斑块（白色燕尾箭头）。B、C. 男，57岁。左前降支近段钙化斑块及重度狭窄。B. 白色短箭示左前降支近段多发不规则高密度影，管腔明显狭窄；C. 左前降支近段重度狭窄（3个黑箭）

七、冠状动脉旁路移植术后

冠状动脉旁路移植术以主动脉－冠状动脉旁路移植最为普遍，移植血管包括胸廓内动脉、大隐静脉、冠状动脉。移植血管狭窄与闭塞是其最重要并发症，再次出现心绞痛说明移植血管狭窄或闭塞。影像学随访对术后狭窄与闭塞的评价极为重要。

（一）诊断要点

CTA 可清楚显示移植血管连接及其远、近端吻合处，以及移植血管有无血栓及狭窄、逆向充盈（图 9 - 23），还可观察心肌活性及心腔功能情况。

（二）特别提醒

术后 10 年内血栓及斑块形成的发生率高达 50%。

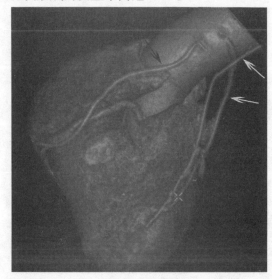

图 9 - 23　冠状动脉旁路移植术后

男，83 岁。3 支移植血管（黑箭和 2 个白箭）分别与右冠状动脉、左前降支及左旋支相连

八、冠状动脉支架置入术后

冠状动脉支架置入术后评价有赖于影像学检查。其再狭窄原因是内膜增生，常见于术后 6 ~ 12 个月，其中非覆膜支架置入后再狭窄率高达 20% ~ 30%，其中约 15% 需要进行治疗。临床表现为再发心绞痛及心肌梗死、甚至急性心力衰竭。近年来，覆膜支架及药物洗脱支架使再狭窄率明显降低。

（一）诊断要点

显示支架合适的窗值为 300/1 500HU（图 9 - 24A、图 9 - 24B）。CTA 可显示支架位置不良、血栓、假性动脉瘤，以及远、近端斑块与狭窄，内膜增生表现为支架腔内软组织密度充盈缺损。支架远、近端也可出现斑块与狭窄，近端为著。

（二）特别提醒

CT 对支架通畅性的评估应用广泛，但存在一定限度，主要是支架高密度伪影影响对腔内对比剂充盈的显示，其他影响因素包括支架的材质、径线及厚度。

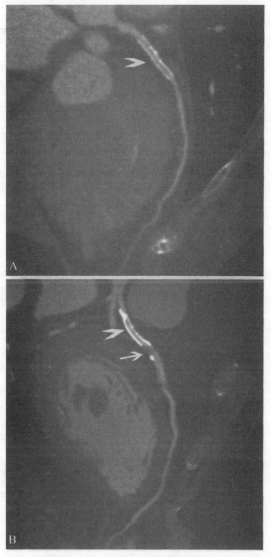

图 9 – 24　冠状动脉支架置入术后

A. 女，53 岁。左前降支支架影（白色燕尾箭头），腔内对比剂充盈良好，无狭窄。B. 男，65 岁。左前降支近段支架（白色燕尾箭头），其远端混合斑块及轻、中度狭窄（白箭）

（石　慧）

第四节　主动脉疾病

一、右位主动脉弓畸形

右位主动脉弓畸形是最常见的主动脉弓畸形，为左侧第 4 对动脉弓吸收、右侧动脉弓持续发育所致。一般无症状，可因迷走血管及动脉硬化压迫食管造成而出现吞咽困难症状。

（一）诊断要点

右位主动脉弓及右位降主动脉（图9-25）、右位主动脉弓伴迷走左锁骨下动脉、右位主动脉弓伴左锁骨下动脉分离。

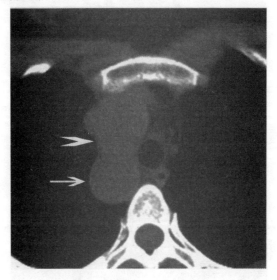

图9-25　右位主动脉弓

女，48岁。主动脉弓及降主动脉均位于右侧（白色燕尾箭头和白箭），心脏及肝位置正常（未列出）

（二）特别提醒

主动脉弓其他畸形包括双主动脉弓、颈位主动脉弓、伴迷走右锁骨下动脉等。

二、主动脉缩窄与离断

主动脉缩窄是纤维组织增生所致主动脉先天性局限性狭窄，分为导管前型与导管后型，前者常伴其他心血管畸形。临床表现包括左心室后负荷增加、广泛侧支循环、高血压，以及上、下肢血压差增大等。主动脉离断为升主动脉与降主动脉之间无直接连接，根据位置分为3型，均伴动脉导管扩张及其他心血管畸形。表现为婴儿期呼吸困难、发绀等。

（一）诊断要点

1. 主动脉缩窄　主动脉局部狭窄＋胸腹部广泛侧支血管扩张（图9-26A）。

2. 主动脉离断　主动脉弓部分缺如、扩张的动脉导管连接主肺动脉（MPA）与降主动脉（DA）（图9-26B）。

（二）特别提醒

主动脉离断与缩窄不同的是主动脉弓部分缺如及动脉导管扩张。

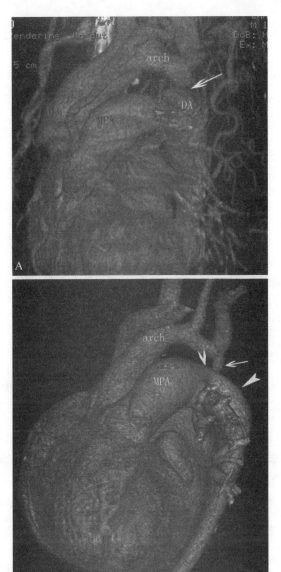

图 9 - 26　主动脉缩窄与离断

A. 男，16 岁。主动脉缩窄。主动脉峡部明显狭窄（白色中短箭）；arch. 主动脉弓；DA. 降主动脉；MPA. 主肺动脉。B. 女，15 岁。主动脉离断。主动脉弓（arch）细小，远端中断（白箭），降主动脉（白箭头）经动脉导管（白色燕尾箭头）与主肺动脉（MPA）连接

三、Marfan 综合征

Marfan 综合征是 FBN1 基因缺陷所致结缔组织病，75% 有家族史，特征性病变包括主动脉根部扩张、主动脉瓣病变、骨骼及肌肉异常，如蜘蛛指（趾）、晶状体脱位及高度近视，血管病变的基础是中层弹性纤维缺陷。

（一）诊断要点

升主动脉扩张自根窦部开始显著扩张，扩张段与正常段之间边界清楚（图 9 - 27），主

动脉瓣窦扩张，左心室增大，有或无主动脉夹层，主动脉瓣关闭不全。

（二）特别提醒

单纯主动脉瓣病变与本病不同的是升主动脉扩张较轻、扩张与正常段移行。

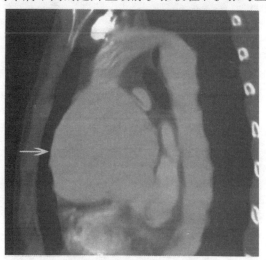

图 9 – 27　Marfan 综合征
男，26 岁。升主动脉蒜头状显著膨大（白箭）

四、大动脉炎

大动脉炎（TA）也称无脉症，是一种主要累及动脉中膜的全层性动脉炎，主要侵犯主动脉及其分支，也可涉及肺动脉与冠状动脉，动脉中层纤维组织增生、炎性细胞浸润、平滑肌断裂等，终致血管狭窄、闭塞、动脉瘤。好发于东亚，女性约为男性 8 倍，常在 30 岁前出现症状。临床表现包括发热、局部疼痛、肾性高血压、神经功能障碍、肢体无力、两上肢血压差增大［> 10mmHg（1mmHg = 0.133kPa）］、无脉、肠缺血等，红细胞沉降率及 C 反应蛋白升高。

（一）诊断要点

动脉管壁连续性及向心性增厚、密度增高及钙化，侧支血管扩张（图 9 – 28A、图 9 – 28B）。

（二）特别提醒

按部位分为头臂动脉型、腹主动脉 – 肾动脉型、混合型 3 型。

五、主动脉撕裂

主动脉撕裂也称主动脉破裂，多见于主动脉腹侧、动脉韧带附着处（90%），为机动车伤及高处坠落伤，未完全破裂者可存活至就诊时。损伤机制为快速减速时动脉韧带牵拉主动脉峡部，造成主动脉破裂、出血及假性动脉瘤。表现为胸痛、吞咽困难、动脉搏动减弱等。

（一）诊断要点

1. 平扫　主动脉周围（常为腹侧）局限性密度增高及脂肪间隙消失、纽扣状影。

2. CTA　动脉局部突出，与主动脉腔之间见撕裂内膜所致的充盈缺损（图 9 – 29A、图 9 – 29B）。

（二）特别提醒

与主动脉夹层不同之处是特征性部位、无内膜瓣及真、假腔。

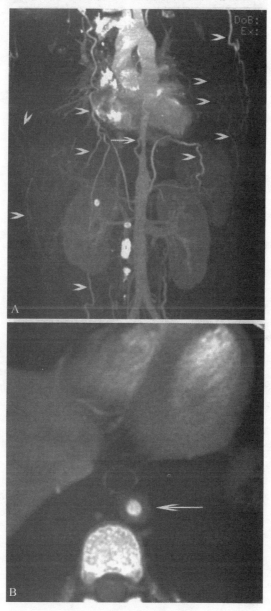

图 9 – 28 大动脉炎（TA）

女，9 岁。A. 冠状位 MIP 图，胸主动脉中下段及腹主动脉上段弥漫性、明显狭窄（白箭和 10 个白色燕尾箭头），肋间动脉、胸廓内动脉面、腹壁动脉、膈动脉等弥散性扩张、纤曲，与狭窄以远的腹主动脉吻合；B. 轴位图，白色中箭示胸主动脉下管壁端环周、显著增厚

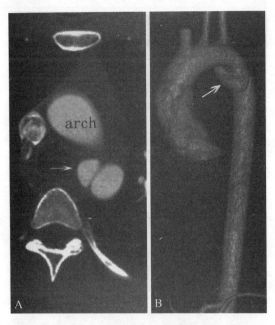

图 9 – 29　主动脉撕裂

男，23 岁。A、B. 主动脉峡部腹内侧乳头状、宽基底突起（白箭），（arch）主动脉弓

六、主动脉夹层

主动脉夹层（AD）是主动脉内膜破裂、血液进入动脉中层所致，也称夹层动脉瘤，是最重要的急性主动脉综合征。与退变、高血压、主动脉瓣畸形、主动脉缩窄、妊娠、Marfan综合征、复发性多软骨炎、巨细胞动脉炎、外伤等有关。临床表现以急性撕裂样胸背痛最常见，伴休克、呼吸困难等，多有高血压史。

（一）诊断要点

（1）CTA 可清楚显示内膜瓣及真、假腔，假腔的特点是较大、强化较晚。

（2）入口最常位于主动脉瓣上方数厘米的右前壁，动脉韧带远侧次之，出口多位于胸主动脉、腹主动脉或髂动脉，入口呈漏斗状、尖端指向假腔（图 9 – 30A、图 9 – 30B）。

（二）特别提醒

包括 Standford 与 DeBakey 两种分型。

七、主动脉壁内血肿

主动脉壁内存在与主动脉腔不相通的血肿，推测为壁内滋养血管破裂所致。可进展为主动脉夹层（AD）与动脉瘤。最常见于胸主动脉。分型与 AD 一致。临床表现与 AD 类似，以突发性胸背痛最常见。

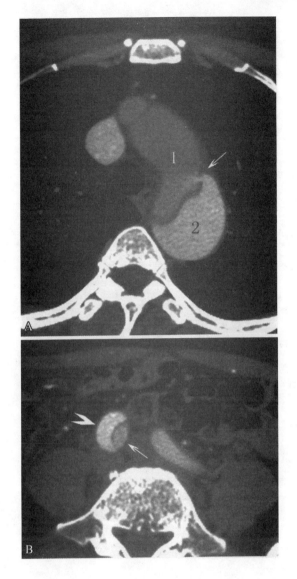

图 9 - 30 主动脉夹层（Stanford B 型）

女，40 岁。A. 白色短箭示破（入）口，假腔 2 与真腔 1 间条状低密度为内膜瓣；B. 病变向下直达右侧髂总动脉，分别显示较大的假腔（白色燕尾箭头）及较小的真腔（白箭）

（一）诊断要点

主动脉增粗，壁偏心性新月状增厚及密度增高（>3mm），亚急性及慢性期为等及低密度，内膜钙化内移（>5mm）（图 9 - 31A）。管腔变窄，血肿不强化（图 9 - 31B）。

（二）特别提醒

30% IMH 可进展为 AD 及动脉瘤。

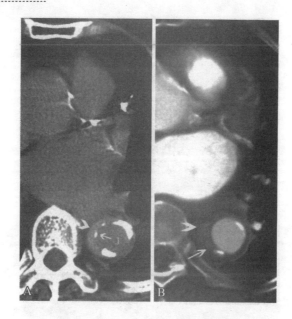

图 9 - 31　主动脉壁内血肿（IMH）

女，71 岁。A. 胸主动脉下段偏心性管壁稍高密度（白色燕尾箭头），
钙化内膜（白箭）内移，管腔 1 狭窄；B. 管壁增厚处无强化，内见
代表溃疡的乳头状突出（白色燕尾箭头和白箭）

八、主动脉穿透性溃疡与假性动脉瘤

主动脉穿透性溃疡（PAU）是主动脉斑块破裂所致的溃疡性病变，自内膜面向外深达外膜，进展时形成假性动脉瘤、AD 及动脉破裂，胸主动脉中下段常见。多见于老年人、高血压及动脉硬化者，似 AD。假性动脉瘤是动脉粥样硬化、感染、结缔组织病、创伤等造成主动脉管壁缓慢破裂、形成与主动脉腔相通瘤腔。表现为急性胸背区或腹区疼痛及压迫症状。

（一）诊断要点

1. PAU　主动脉腔对比剂呈蘑菇状或领扣状突出，局部管壁不规则增厚（图 9 - 32A）。

2. 假性动脉瘤　主动脉旁肿块状或囊袋状等或稍高密度影，增强显示对比剂进入，廓清较缓慢，可见血栓及钙化（图 9 - 32B、图 9 - 32C）。

（二）特别提醒

假性动脉瘤壁不规则、易形成血栓。

九、主动脉粥样硬化

主动脉粥样硬化是一种以粥样斑块及纤维斑块形成特征的全身性动脉疾病，以大、中型动脉受累为主。病理学特点为内膜脂纹、纤维斑块、粥样斑块，斑块可破裂、出血、血栓形成及造成血管狭窄或阻塞。中老年人多见，主要临床表现为各脏器缺血与梗死。

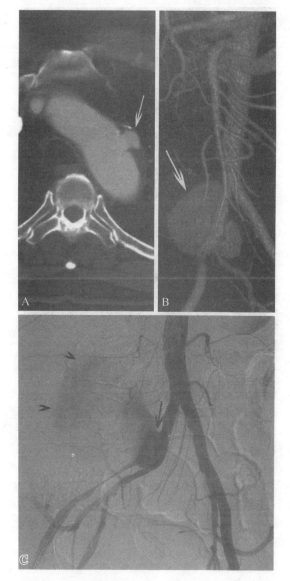

图 9 – 32　主动脉穿透性溃疡（PAU）与布氏菌病所致假性动脉瘤

A. 男，65 岁；主动脉弓左侧壁领扣状对比剂充填影（白箭）。B、C. 男，48 岁。假性动脉瘤。B. 右髂总动脉囊袋状突出（白箭）。C. 黑箭示右髂总动脉破口，2 个黑色燕尾箭头示充盈不均匀的囊袋影

（一）诊断要点

主动脉走行迂曲、管壁增厚及斑块钙化，内壁毛糙、管腔狭窄、溃疡，斑块及血栓形成不规则管腔内充盈缺损（图 9 – 33）。

（二）特别提醒

大动脉炎与本病不同之处是管壁较均匀、弥漫性增厚、内壁较光整。

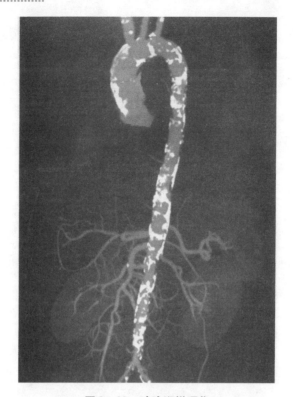

图9-33　动脉粥样硬化

男，61岁。主动脉全程、双侧髂动脉弥漫性管壁钙化、管腔轮廓不规则

十、主动脉真性动脉瘤

主动脉真性动脉瘤是指其局限性或弥漫性管径扩张，腹主动脉最多见。病因包括动脉粥样硬化、Marfan综合征、梅毒、大动脉炎等，瘤壁包括主动脉3层结构。临床表现以压迫症状最多见，或为偶然发现的肿物，破裂时剧烈疼痛、心脏压塞及死亡。

（一）诊断要点

（1）主动脉异常扩张，大于正常管径30%，管壁增厚、斑块及溃疡、钙化（图9-34A、B）等，可并发左心室扩大。

（2）按部位分5型：Ⅰ型，胸主动脉全程及腹主动脉上段；Ⅱ型，胸腹主动脉全程；Ⅲ型，胸主动脉中远段与腹腰段主动脉；Ⅳ型，胸腹主动脉移行段及腹腰段主动脉Ⅴ型，仅累及腹主动脉，包括肾动脉。

（二）特别提醒

本病CT诊断不难，但应注明动脉瘤部位及范围、最大径、瘤颈情况、与主要分支的关系、有无并发症等。

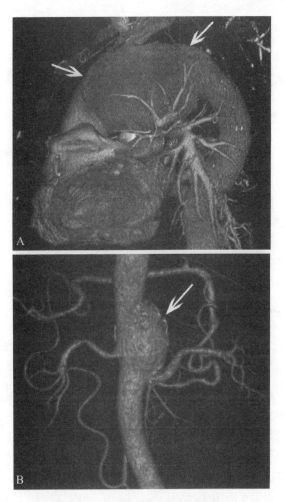

图 9 – 34　V 型主动脉真性动脉瘤

A. 男，68 岁。主动脉弓囊状扩张（2 个白箭）。B. 男，53 岁。腹主动脉中段囊状增粗（白箭），累及右侧肾动脉开口处

（石　慧）

第十章 神经系统疾病 MRI 诊断

第一节 脑血管病

一、高血压性脑出血

（一）临床表现与病理特征

高血压性脑动脉硬化为脑出血常见的原因。患者多有明确病史，突然发病，出血量一般较多。出血多位于幕上，常见于基底核区，也可发生在其他部位。依发病后时间顺序，脑内出血分为超急性期（<6小时）、急性期（6~72小时）、亚急性早期（4~6天）、亚急性晚期（1~2周）及慢性期（>2周）。脑室内出血常与基底神经核（尤其尾状核）血肿破入脑室有关，影像学检查显示脑室内高密度或出血信号，并可见液平面。小脑及脑干出血少见。脑干出血以脑桥多见，由动脉破裂所致。局部出血多、压力较大时，可破入第四脑室。

（二）MRI 表现

高血压性动脉硬化所致脑内血肿的影像表现与血肿形成的时间密切相关。对早期脑出血，CT 显示优于 MRI。急性期脑出血，CT 表现为高密度，尽管颅底的骨伪影可能使少量幕下出血难以诊断，但 CT 可清楚显示大多数脑出血。一般在出血后 6~8 周，由于出血溶解，CT 表现为脑脊液密度。血肿的 MR 信号多变，并受多种因素影响，除血红蛋白状态外，其他因素包括磁场强度、脉冲序列、红细胞状态、血凝块形成时间、氧合作用等。

MRI 优点是可以观察血肿的溶解过程。了解血肿的生理学改变，是理解出血信号在 MRI 变化的基础。急性血肿因含氧合血红蛋白及脱氧血红蛋白，在 T_1WI 呈等至轻度低信号，在 T_2WI 呈灰至黑色（低信号）；亚急性期血肿因形成正铁血红蛋白，在 T_1WI 及 T_2WI 均呈高信号（图 10-1）。伴随着正铁血红蛋白被巨噬细胞吞噬并转化为含铁血黄素，慢性期血肿在 T_2WI 可见血肿周围的低信号环。以上 MR 信号表现在高场 MRI 尤为明显。

二、超急性期脑梗死与急性脑梗死

（一）临床表现与病理特征

脑梗死是临床常见疾病，具有发病率高、死亡率高、致残率高等特点，严重威胁人类健康。伴随着人们对脑梗死病理生理学认识的提高，特别是提出"半暗带"概念和开展超微导管溶栓治疗后，临床需要在发病的超急性期内及时明确诊断，并评价缺血脑组织的血流灌注状态，以便选择最佳治疗方案。

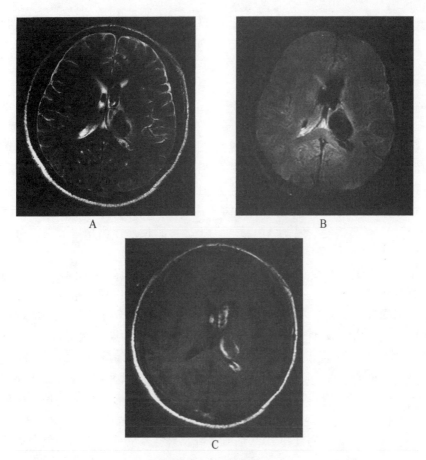

图 10 - 1　脑出血
A. 轴面 FSE T_2WI；B. 轴面 GRE T_2WI；C. 轴面 FSE T_1WI；MRI 显示左侧
丘脑血肿，血肿破入双侧侧脑室体部和左侧侧脑室枕角

依发病后时间顺序，脑梗死分为超急性期（<6 小时）、急性期（6 ~ 72 小时）、亚急性期（4 ~ 10 天）及慢性期（>10 天）。梗死发生 4 小时后，由于病变区持续性缺血缺氧，细胞膜离子泵衰竭，发生脑细胞毒性水肿。6 小时后，血 - 脑屏障破坏，脑细胞发生坏死，出现血管源性脑水肿。1 ~ 2 周后，脑水肿逐渐减轻，坏死的脑组织液化，梗死区内出现吞噬细胞，坏死组织被清除。同时，病变区胶质细胞增生，肉芽组织形成。8 ~ 10 周后，较大的病灶形成囊性软化灶，较小的病灶完全吸收。少数缺血性脑梗死在发病 24 ~ 48 小时后，可因血液再灌注（损伤）而在梗死区内发生出血，转变为出血性脑梗死。

（二）MRI 表现

MRI 检查是诊断缺血性脑梗死的有效方法，但 MRI 表现与梗死发病后的时间有关。常规 MRI 由于分辨力较低，往往需要在发病 6 小时后才能显示病灶，而且不能明确病变的范围及缺血半暗带大小，也无法区别短暂性脑缺血发作（TIA）与急性脑梗死，因此诊断价值有限。新的 MRI 技术，如功能性磁共振成像检查，可提供丰富的诊断信息，使缺血性脑梗死的 MRI 诊断有了突破性进展。

在脑梗死超急性期，T_2WI 上脑血管可出现异常信号，表现为正常的血管流空消失。增

强 T_1WI 可见动脉强化，这种血管内强化是脑梗死最早的征象。它与脑血流速度减慢有关，在发病后 3 ~ 6 小时即可显示。血管内强化在皮质梗死（相对深部白质梗死）更多见，一般出现在脑梗死区及其附近，有时也见于大面积的脑干梗死，但在基底核、丘脑、内囊及大脑脚的腔隙性梗死时很少见。

由于脑脊液（CSF）流动伪影及相邻脑皮质部分容积效的干扰，常规 T_2WI 不易显示大脑皮质表面、灰白质交界处、岛叶及脑室旁深部白质的脑梗死病灶，且不易对病变分期。FLAIR 序列可抑制 CSF 信号，使背景信号减低，同时增加病变 T_2 权重成分，显著增加病灶与正常组织的对比，使病灶充分暴露。FLAIR 序列的另一特点是可鉴别陈旧与新发梗死灶。两者在 T_2WI 均为高信号。但在 FLAIR 序列，陈旧梗死或软化灶因组织液化，内含自由水，T_1 值与 CSF 相似，故通常呈低信号，或低信号伴有周围环状高信号；新发病灶含结合水，T_1 值较 CSF 短，多呈高信号。但 FLAIR 序列仍不能对脑梗死作出精确分期，对超急性期梗死的检出率也不高。应用 DWI 技术有望解决这一问题。

DWI 对缺血脑组织的改变很敏感，尤其是超急性期脑缺血。脑组织急性缺血后，由于缺血缺氧引起细胞膜 $Na^+ - K^+ - ATP$ 酶泵功能降低，细胞内出现钠水滞留，即细胞毒性水肿。此时水分子弥散运动减慢，表现为 ADC 值下降，而后随着细胞溶解，出现血管源性水肿，最后病灶软化。相应地 ADC 值在急性期降低，在亚急性期多数降低，而后逐渐回升。DWI 图与 ADC 图的信号表现相反，在 DWI 弥散快的组织呈低信号（ADC 值高），弥散慢的组织呈高信号（ADC 值低）。人脑梗死发病后 2 小时即可在 DWI 发现直径 4mm 的小病灶；发病后 6 ~ 24 小时，T_2WI 可发现病灶，但与 DWI 比较，病变范围较小，信号强度较低。发病后 24 ~ 72 小时，DWI 与 T_1WI、T_2WI、FLAIR 显示的病变范围基本一致。72 小时后随诊观察，T_2WI 仍呈高信号，而病灶在 DWI 信号下降，且在不同病理进程中信号表现不同。随时间延长，DWI 信号继续下降，直至表现为低信号，此时 ADC 值升高。因此，DWI 不仅能对急性脑梗死定性分析，还可通过计算 ADC 与 rADC 值做定量分析，鉴别新发与陈旧脑梗死，评价疗效及预后。

DWI、FLAIR、T_1WI、T_2WI 敏感性比较：对于急性脑梗死，FLAIR 序列敏感性高，常早于 T_1WI、T_2WI 显示病变，此时 FLAIR 可取代常规 T_2WI；DWI 显示病变更敏感，病变与正常组织对比更高，所显示的异常信号范围均不同程度大于常规 T_2WI 和 FLAIR 序列。DWI 敏感性虽高，但空间分辨力较低，在颅底部（如颞极、额中底部、小脑）磁敏感性伪影明显，而 FLAIR 显示这些部位的病变较好。DWI 与 FLAIR 在评价急性脑梗死病变中具有重要的临床价值，两者结合应用可鉴别新、旧梗死病灶，指导临床溶栓及灌注治疗。

PWI 显示脑梗死病灶比其他 MRI 更早，且可定量分析 CBF。在大多数急性脑梗死病例，PWI 与 DWI 表现存在一定差异。在超急性期，PWI 显示的脑组织血流灌注异常区域大于 DWI 的异常信号区，且 DWI 显示的异常信号区多位于病灶中心。缺血半暗带是指围绕异常弥散中心的周围正常弥散组织，它在超急性期灌注减少，随病程进展逐渐加重。如不及时治疗，于发病几小时后，DWI 所示的异常信号区域将逐渐扩大，与 PWI 所示的血流灌注异常区域趋于一致，最后，缺血组织完全进展为梗死组织。可见，在发病早期同时应用 PWI 和 DWI 检查，有可能区分可恢复的缺血脑组织与真正的梗死脑组织（图 10 - 2、图 10 - 3）。

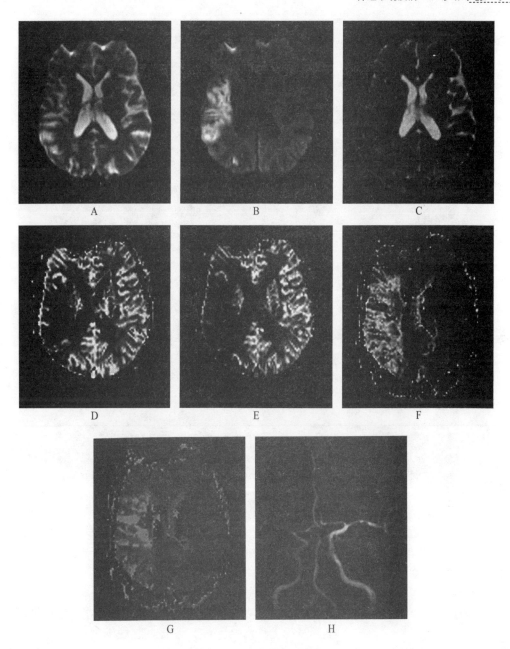

图 10 - 2　超急性期脑梗死

A. 轴面 DWI（b = 0），右侧颞叶大脑中动脉供血区似有稍高信号；B. 与 A 图同层面 DWI（b = 1 500）显示右侧大片异常高信号；C. ADC 图显示相应区域低信号；D. PWI 显示右侧颞叶局部 CBF 减低；E. PWI 显示右侧颞叶局部 CBV 减低；F. PWI 显示右侧颞叶局部 MTT 延长；G. 较高层面的 PWI 显示右侧颞叶局部 TTP 延长；H. 冠状面 MRA 显示右侧 MCA 主干闭塞

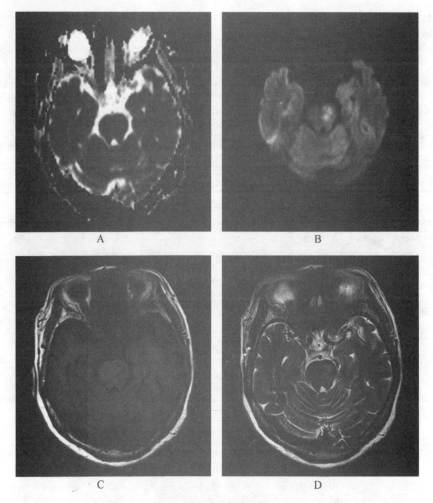

图 10 - 3　急性脑桥梗死

A. 轴面 ADC 图，脑组织未见明显异常信号；B. 与 A 图同层面 DWI，左侧脑桥可见斑片状高信号；C. 轴面 FSE T_1WI，左侧脑桥似有稍低信号；D. 轴面 FSE T_2WI，左侧脑桥可见斑片状稍高信号

　　MRS 谱线能反映局部组织代谢物的构成、水平和变化，使脑梗死的研究达到细胞代谢水平。这有助于理解脑梗死的病理生理变化，判断预后和疗效。急性脑梗死[31]P - MRS 主要表现为 PCr 和 ATP 下降，Pi 升高，同时 pH 降低。发病后数周[31]P - MRS 的异常信号可反映梗死病变的代谢状况，提示不同的演变结局。脑梗死发生 24 小时内，^{1}H - MRS 显示病变区乳酸持续性升高，这与局部组织葡萄糖无氧酵解有关，有时因髓鞘破坏出现 NAA 降低、Cho 升高。

三、静脉窦血栓与闭塞

（一）临床表现与病理特征

　　脑静脉窦血栓是一种特殊类型的脑血管病，分为非感染性与感染性两大类。前者多由外伤、消耗性疾病、某些血液病、妊娠、严重脱水、口服避孕药等所致，后者多继发于头面部感染，如化脓性脑膜炎、脑脓肿、败血症等疾病。主要临床表现为颅内高压，如头痛、呕吐、视力下降、视盘水肿、偏侧肢体无力、偏瘫等。

本病发病机制和病理变化不同于动脉血栓形成，脑静脉回流障碍和脑脊液吸收障碍是主要改变。若静脉窦完全阻塞并累及大量侧支静脉，或血栓扩展到脑皮质静脉时，出现颅内压增高和脑静脉、脑脊液循环障碍，进而发生脑水肿、出血及坏死。疾病晚期，严重的静脉血流淤滞和颅内高压将继发动脉血流减慢，导致脑组织缺血、缺氧，甚至梗死。因此，临床表现多样性是病因及病期不同、血栓范围和部位不同，以及继发性脑内病变综合作用的结果。

（二）MRI 表现

脑静脉窦血栓最常发生于上矢状窦，根据形成时间长短，MRI 表现复杂多样（图 10 - 4），给诊断带来一定困难。急性期静脉窦血栓通常在 T_1WI 呈中等或明显高信号，T_2WI 显示静脉窦内极低信号，而静脉窦壁呈高信号。随着病程延长，血栓在 T_1WI 及 T_2WI 均呈高信号；有时在 T_1WI，血栓边缘呈高信号，中心呈等信号，这与脑内血肿的表现一致。T_2WI 显示静脉窦内流空信号消失，随病程发展静脉窦可能萎缩、闭塞。

需要注意，缩短 TR 时间可使正常人脑静脉窦在 T_1WI 信号增高，应与静脉窦血栓鉴别。由于流入增强效应，正常人脑静脉窦的流空信号在 T_1WI 可呈明亮信号，类似静脉窦血栓表现。另外，血流缓慢也可使静脉窦信号强度增高；颞静脉存在较大逆流，可使部分发育较小的横窦呈高信号；乙状窦和颈静脉球内的涡流也常在 SE T_1WI 和 T_2WI 形成高信号。因此，对于疑似病例，应通过延长 TR 时间、改变扫描层面以及 MRV 检查进一步鉴别。

MRV 因反映脑静脉窦的形态和血流状态，对诊断静脉窦血栓有一定优势。静脉窦血栓的直接征象为受累静脉窦闭塞、不规则狭窄和充盈缺损。由于静脉回流障碍，常见脑表面及深部静脉扩张、静脉血淤滞及侧支循环形成。但是，当存在静脉窦发育不良时，MRI 及 MRV 诊断本病存在困难。注射钆对比剂后增强 MRV 可得到更清晰的静脉图像，弥补这方面的不足。大脑除了浅静脉系统，还有深静脉系统。后者由 Galen 静脉和基底静脉组成。增强 MRV 显示深静脉比平扫 MRV 更清晰。若 Galen 静脉形成血栓，可见局部引流区域（如双侧丘脑、尾状核、壳核、苍白球）脑水肿，侧脑室扩大。一般认为 Monro 孔梗阻由水肿造成，而非静脉压升高所致。

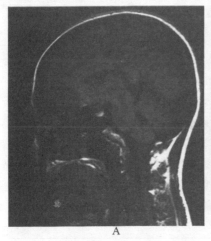
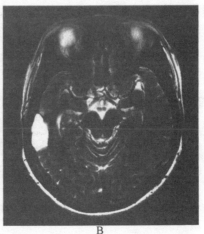

A   B

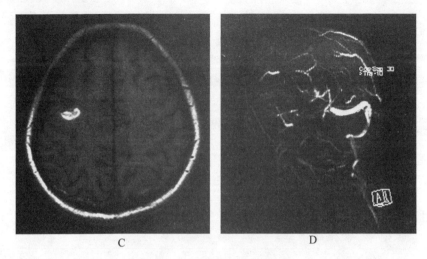

图 10 - 4　静脉窦血栓与闭塞

A. 矢状面 FSE T_1WI 显示上矢状窦中部及后部异常信号；B. 轴面 FSE T_2WI 显示右颞部异常长 T_2 信号，病变周边脑组织内见小片低信号（含铁血红素沉积）；C. 轴面 FSE T_1WI 显示右额叶高信号出血灶；D. 冠状面 MRV 显示上矢状窦、右侧横窦及乙状窦闭塞

四、脑动脉瘤

（一）临床表现与病理特征

脑动脉瘤是脑动脉的局限性扩张，发病率较高。患者主要症状有出血、局灶性神经功能障碍、脑血管痉挛等。绝大多数囊性动脉瘤是先天性血管发育不良和后天获得性脑血管病变共同作用的结果，此外，创伤和感染也可引起动脉瘤。高血压、吸烟、饮酒、滥用可卡因、避孕药、某些遗传因素也被认为与动脉瘤形成有关。

动脉瘤破裂危险因素包括瘤体大小、部位、形状、多发、性别、年龄等。瘤体大小是最主要因素，基底动脉末端动脉瘤最易出血，高血压、吸烟及饮酒增加破裂危险性。32% ~ 52% 的蛛网膜下隙出血为动脉瘤破裂引起。治疗时机不同，治疗方法、预后和康复差别很大。对于未破裂的动脉瘤，目前主张早期诊断、早期外科手术。

（二）MRI 表现

动脉瘤在 MRI 呈边界清楚的低信号，与动脉相连。血栓形成后，随血红蛋白代谢阶段不同，MR 信号强度可不同（图 10 - 5），据此可判断血栓范围、瘤腔大小及是否并发出血。瘤腔多位于动脉瘤的中央，呈低信号；如出现血液滞留，可呈高信号。

动脉瘤破裂时常伴蛛网膜下隙出血。两侧大脑间裂的出血常与前交通动脉瘤破裂有关，外侧裂的出血常与大脑中动脉瘤破裂有关，第四脑室内血块常与小脑后下动脉瘤破裂有关，第三脑室或双侧侧脑室内血块常与前交通动脉瘤和大脑中动脉动脉瘤破裂有关。

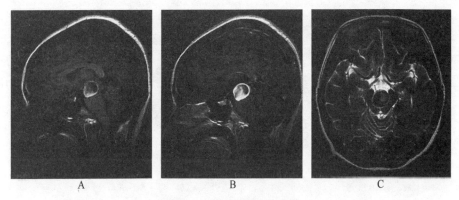

图 10 - 5　基底动脉动脉瘤

A. 矢状面 FSE T_1WI 显示脚间池圆形混杂信号病变，内部可见流动伪影；B. 增强 T_1WI 可见动脉瘤的囊壁部分明显强化；C. 轴面 FSE T_2WI 显示动脉瘤内以低信号为主的混杂信号

五、脑血管畸形

(一) 临床表现与病理特征

脑血管畸形包括动静脉畸形、毛细血管扩张症、海绵状血管瘤（最常见的隐匿性血管畸形）、脑静脉畸形或静脉瘤等，往往与胚胎发育异常有关。其中，动静脉畸形最常见，为迂曲扩张的动脉直接与静脉相连，中间没有毛细血管。畸形血管团的大小不等，多发于大脑中动脉系统，幕上多于幕下。由于存在动静脉短路，动静脉畸形使邻近的脑组织呈低灌注状态，易形成缺血或梗死。畸形血管易破裂，引起自发性出血。临床表现有癫痫发作、血管性头痛、进行性神经功能障碍等。

(二) MRI 表现

MRI 显示动静脉畸形处流空现象，即环状、线状或团状低信号结构（图 10 - 6），代表血管内高速血流。在静脉注射 Gd 对比剂后，高速血流的血管通常不强化，而低速血流的血管往往明显强化。GRE T_2WI 有助于评价局部的出血性改变。CT 显示形态不规则、边缘不清楚的等或高密度点状、弧线状血管影，提示血管钙化。

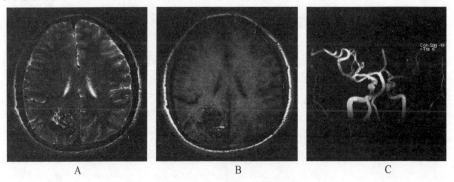

图 10 - 6　脑动静脉畸形

A. 轴面 T_2WI 显示右顶叶混杂流空信号及增粗的引流静脉；B. 轴面 T_1WI 显示团块状混杂信号；C. MRA 显示异常血管团、供血动脉、引流静脉

脑海绵状血管瘤并不少见，MRI 诊断敏感性、特异性及对病灶结构的显示均优于 CT。典型病变在 T_1WI 及 T_2WI 呈高信号或混杂信号，部分病例可见桑葚状或网络状结构。在 T_2WI，病灶周边常见低信号的含铁血黄素。在 GRE T_2WI，因出血使磁敏感效应增加，低信号更明显，发现小海绵状血管瘤更容易。部分海绵状血管瘤具有生长趋势，随访 MRI 可了解其演变情况。

毛细血管扩张症也是脑出血的原因之一。MRI 显示微小的灶性出血病灶时，可提示诊断。由于病变含有相对缓慢的血流，注射对比剂后可见强化表现。CT 扫描及常规血管造影检查时，往往为阴性结果。

脑静脉畸形或静脉瘤引起脑出血少见，典型表现为注射 Gd 对比剂后，病变血管在增强 T_1WI 呈"水母头"样改变，经中央髓静脉引流（图 10 - 7）。较大的静脉分支在平扫 MRI 可呈流空信号，在质子密度像有时可见线形高信号或低信号。由于血流速度缓慢，PCMRA 检查时如选择恰当的流速参数，常可显示异常静脉。血管造影检查时，动脉期表现正常，静脉期可见扩张的髓静脉分支。本病并发海绵状血管瘤时，可有出血表现。

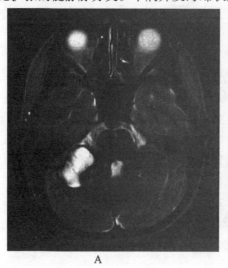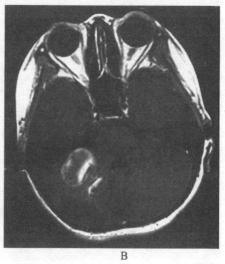

图 10 - 7　脑静脉畸形

A. 轴面 T_1WI 显示右侧小脑异常高信号，周边有含铁血黄素沉积（低信号环）；B. 轴面增强 T_1WI，可见团块状出血灶及"水母头"样静脉畸形

六、脑小血管病

（一）临床表现与病理特征

脑小血管病（cerebral small vessel disease，CSVD）是指血管内径小于 0.4mm 的脑内小血管病变所导致的疾病。这些小血管病变主要有管壁玻璃样变、脂质玻璃样变、纤维素性坏死和淀粉样物质沉积。小血管病变会导致局部的脑组织异常。脑部损害主要表现为多发的腔隙性梗死灶和白质变性（又称白质疏松）。因 CSVD 的病变部位多在皮质下，故又称皮质下缺血性血管病（subcortical ischemic vascular disease，SIVD）。发生脑组织损伤后，相当一部分 CSVD 患者并不出现相应的临床症状，有些出现认知功能障碍、老年情感障碍、步态异常、缺血性脑卒中和脑内微出血。目前已知高龄和高血压为 CSVD 的危险因素。

（二）MRI 表现

CSVD 相关的 MRI 表现包括多发腔隙性脑梗死、脑白质疏松、微出血和血管周围间隙扩大（图 10 - 8）。分述如下。

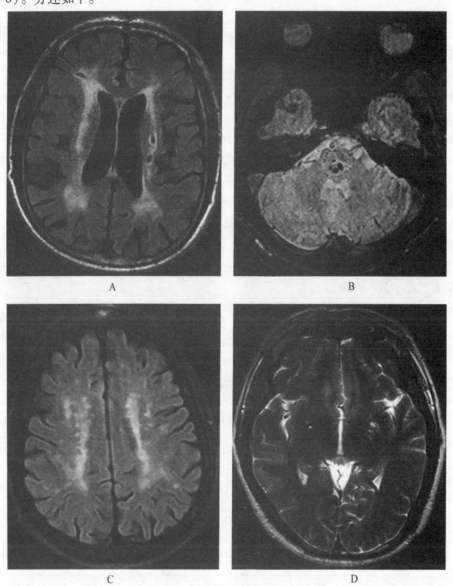

图 10 - 8 脑小血管病

A. 轴面 T_2 FLAIR，左侧脑室旁可见 2 个腔隙梗死灶；B. 轴面 SWI 显示脑干微出血
形成的多个低信号小灶；C. 轴面 T_2 FLAIR，两侧半卵圆中心可见多发的斑点及斑片
状高信号，提示脑白质疏松；D. 轴面 FSE T_2WI，在双侧基底核区可见血管周围间
隙扩大形成的点状高信号

（1）CSVD 导致的腔隙性脑梗死病灶直径往往小于 5mm，在 T_1WI 呈明显低信号，在
T_2WI 呈高信号。病变主要分布在皮质 - 皮质下区域、基底核区、丘脑、脑干及小脑。T_2

FLAIR 可鉴别腔隙性脑梗死和血管周围间隙扩大，前者表现为环绕血管的高信号，后者表现为血管周围的均匀低信号。需要注意，并非所有的腔隙性脑梗死均由 CSVD 所致。皮质下小梗死病灶也见于较大动脉粥样硬化性狭窄造成的远端低灌注，或是斑块破裂形成的小栓子引起微血管栓塞。栓子也可能是心源性的。

（2）脑白质疏松是一个神经影像学术语，主要指脑室周围或皮质下白质、半卵圆中心、放射冠等处发生的缺血性损伤及脱髓鞘改变，在 CT 呈低密度，在 MRI T_2WI 呈白质内大小与形状各异的高信号，边界不清。在 T_2 FLAIR 显示效果更好。病变具体表现包括：①异常高信号围绕侧脑室前、后角或位于放射冠区；②围绕侧脑室形成条状、环形高信号；③深部白质或基底核区斑点状高信号；④脑白质内斑片状高信号；⑤脑白质内弥漫性高信号，指小灶病变融合成大片，形成遍布于白质区的弥散性高信号。

（3）脑微出血又称点状出血、陈旧性脑微出血、静息性脑微出血及出血性腔隙，指 GRE T_2WI 或 SWI 显示的 2~5mm 小灶样、圆形、性质均一的信号缺失或低信号改变，病灶周围无水肿现象。这些病灶可是新近的出血，也可是陈旧的含铁血黄素沉积。

（4）脑血管周围间隙指围绕在脑穿通动脉和其他小动脉周边的间隙。扩大的血管周围间隙直径通常为 3mm，有时可达 15mm，其典型 MRI 表现为在 FSE T_2WI 呈高信号，在 T_1WI 和 T_2FLAIR 呈低信号，边界清晰。与脑皮质梗死相比，血管周围间隙扩大与深部脑梗死的相关性更大，提示其与小血管病有关。

（三）鉴别诊断

CSVD 需与 CADASIL 鉴别。后者中文全称为伴有皮质下梗死和白质脑病的常染色体显性遗传性脑动脉病（cerebral autosomal dominant angiopathy with subcortical infarcts and leucoencephalopathy，CADASIL），是一种特殊类型的脑小血管病或血管性痴呆病，家族性患病倾向明显，主要临床表现为复发性缺血性卒中和进展性认知障碍，患者多在青壮年时期发病，男女均可，常伴有偏头痛和情感障碍，但无高血压、动脉粥样硬化等异常。50 岁以上发病少见。MRI 显示病变主要发生在脑白质（长 T_2 信号），提示弥漫性脱髓鞘、白质疏松、多发皮质下梗死小灶（直径 <30mm）、腔隙性脑梗死（直径 <15mm）等异常，多伴有白质萎缩和脑室增大。CADASIL 有时累及基底核和丘脑。

（李　猛）

第二节　脑外伤

一、硬膜外血肿

（一）临床表现与病理特征

硬膜外血肿位于颅骨内板与硬脑膜之间，约占外伤性颅内血肿的 30%。出血来源包括：①脑膜中动脉，该动脉经棘孔入颅后，沿着颅骨内板的脑膜中动脉沟走行，在翼点分两支，均可破裂出血；②上矢状窦或横窦，骨折线经静脉窦致出血；③板障静脉或导血管，颅骨板障内有网状板障静脉和穿透颅骨导血管，损伤后出血沿骨折线流入硬膜外形成血肿；④膜前动脉和筛前、筛后动脉；⑤膜中静脉。

急性硬膜外血肿患者常有外伤史，临床容易诊断。慢性硬膜外血肿较少见，占 3.5% ~ 3.9%。其发病机制，临床表现及影像征象与急性血肿有所不同。临床表现以慢性颅内压增高症状为主，症状轻微而持久，如头痛，呕吐及视盘水肿。通常无脑局灶定位体征。

（二）MRI 表现

头颅 CT 诊断本病快速、简单、准确，其最佳征象为高密度双凸面脑外占位。在 MRI 可见血肿与脑组织之间的细黑线，即移位的硬脑膜（图 10 – 9）。急性硬膜外血肿的 MR 信号在多数脉冲序列与脑皮质相同。

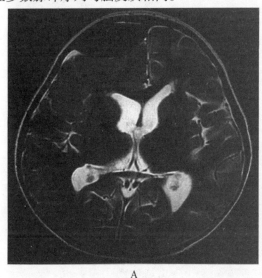 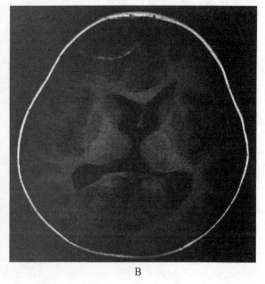

A   B

图 10 – 9　硬膜外血肿

A、B. 轴面 T_2WI 及 T_1WI 显示右额硬膜外双凸状异常信号，其内可见液平面，右额皮质受压、移位

（三）鉴别诊断

包括脑膜瘤，转移瘤及硬膜结核瘤。脑膜瘤及硬膜结核瘤病灶可有明显强化，而转移瘤可能伴有邻近颅骨破坏。

二、硬膜下血肿

（一）临床表现与病理特征

硬膜下血肿发生于硬脑膜和蛛网膜之间，是最常见的颅内血肿。常由直接颅脑外伤引起，间接外伤亦可。1/3 ~ 1/2 为双侧性血肿。外伤撕裂了横跨硬膜下的桥静脉，导致硬膜下出血。

依照部位不同及进展快慢，临床表现多样。慢性型自外伤到症状出现之间有一静止期，多由皮质小血管或矢状窦房桥静脉损伤所致。血液流入硬膜下间隙并自行凝结。因出血量少，此时可无症状。3 周以后血肿周围形成纤维囊壁，血肿逐渐液化，蛋白分解，囊内渗透压增高，脑脊液渗入囊内，致血肿体积增大，脑组织因受压而出现症状。

（二）MRI 表现

CT 诊断主要根据血肿形态、密度及一些间接征象。一般表现为颅骨内板下新月形均匀一致高密度。有些为条带弧状或梭形混合性硬膜外、硬膜下血肿，CT 无法分辨。MRI 在显示较小硬膜下血肿和确定血肿范围方面更具优势。冠状面、矢状面 MRI 有助于检出位于颞叶之下颅中窝血肿、头顶部血肿、大脑镰及靠近小脑幕的血肿（图 10 - 10）。硬膜在 MRI 呈低信号，有利于确定血肿在硬膜下或是硬膜外。硬膜下血肿在 FLAIR 序列表现为条弧状、月牙状高信号，与脑回、脑沟分界清楚。

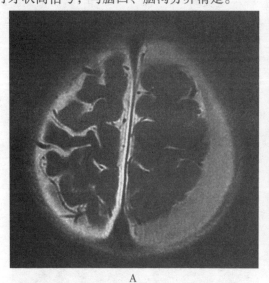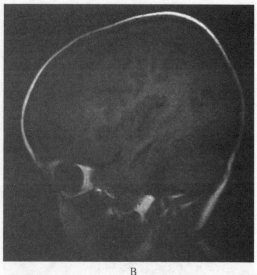

图 10 - 10　硬膜下血肿
A. 轴面 T_2WI；B. 矢状面 T_1WI。左侧额顶骨板下可见新月形血肿信号

（三）鉴别诊断

主要包括硬膜下水瘤、硬膜下渗出及由慢性脑膜炎、分流术后、低颅压等所致的硬脑膜病。

三、外伤性蛛网膜下隙出血

（一）临床表现与病理特征

本病系颅脑损伤后由于脑表面血管破裂或脑挫伤出血进入蛛网膜下隙，常积聚于脑沟、脑裂和脑池。因患者年龄、出血部位、出血量多少不同，临床表现各异。轻者可无症状，重者昏迷。绝大多数患者外伤后数小时内出现脑膜刺激征，如剧烈头痛、呕吐、颈项强直等。少数患者早期可出现精神症状。腰椎穿刺脑脊液检查可确诊。

相关病理过程包括，血液流入蛛网膜下隙使颅内体积增加，引起颅内压升高；血性脑脊液直接刺激脑膜致化学性脑膜炎；血性脑脊液直接刺激血管或血细胞产生多种血管收缩物质，引起脑血管痉挛，进而导致脑缺血、脑梗死。

（二）MRI 表现

CT 显示蛛网膜下隙高密度，多位于大脑外侧裂、前纵裂池、后纵裂池、鞍上池和环池。但 CT 阳性率随时间推移而减少，外伤 24 小时内 95% 以上，1 周后不足 20%，2 周后几乎为零。MRI 在亚急性和慢性期可以弥补 CT 的不足（图 10 - 11）。在 GRE T_2WI，蛛网膜下隙出血表现为沿脑沟分布的低信号。本病急性期在常规 T_1WI、T_2WI 无特异征象，在 FLAIR 序列则显示脑沟、脑裂、脑池内弧形或线状高信号。

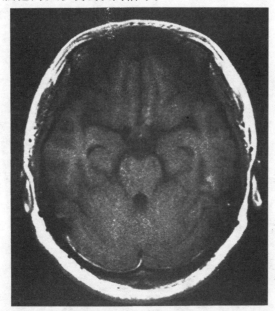

图 10 - 11　蛛网膜下隙出血
轴面 T_1WI 显示颅后窝蛛网膜下隙，（脑表面）线状高信号

四、弥漫性轴索损伤

（一）临床表现与病理特征

脑部弥漫性轴索损伤（DAI）又称剪切伤（shear injury），是重型闭合性颅脑损伤病变，临床症状重，死亡率和致残率高。病理改变包括轴索微胶质增生和脱髓鞘改变，伴有或不伴有出血。因神经轴索（轴突）折曲、断裂，轴浆外溢而形成轴索回缩球，可伴有微胶质细胞簇形成。脑实质胶质细胞不同程度肿胀、变形，血管周围间隙扩大。毛细血管损伤造成脑实质和蛛网膜下隙出血。

DAI 患者常有意识丧失和显著的神经损害表现。大多数在伤后立即发生原发性持久昏迷，无间断清醒期或清醒期短。昏迷的主要原因是大脑轴索广泛损伤，使皮质与皮质下中枢失联，故昏迷时间与轴索损伤的范围和程度有关。临床上将 DAI 分为轻、中、重三型。

（二）MRI 表现

DAI 的 MRI 表现有以下几个方面：①弥漫性脑肿胀：双侧大脑半球皮髓质交界处出现模糊不清的长 T_1、长 T_2 信号，在 FLAIR 呈斑点状不均匀高信号。脑组织呈饱满状，脑沟、裂、池受压变窄或闭塞，多个脑叶受累。②脑实质出血灶：单发或多发，直径多小于 2.0cm，均不构成血肿，无明显占位效应。主要分布于胼胝体周围、脑干上端、小脑、基底核区及皮髓质交界部。在急性期呈长 T_1、短 T_2 信号（图 10 - 12），在亚急性期呈短 T_1、长 T_2 信号，在 FLAIR 呈斑点状高信号。③蛛网膜下隙和（或）脑室出血：出血多见于脑干周围，尤其是四叠体池、环池、幕切迹以及侧脑室、三脑室。平扫 T_1WI、T_2WI 显示超急性期或急性期出血欠佳，在亚急性期可见短 T_1、长 T_2 信号，在 FLAIR 呈高信号。④可并发其他损伤：如硬膜外血肿、硬膜下血肿、颅骨骨折等。本病急诊 CT 常见脑组织弥漫性肿胀，皮髓质分界不清，其交界处可有散在斑点状高密度出血灶，常伴有蛛网膜下隙出血。脑室、脑池受压变小，无局部占位征象。

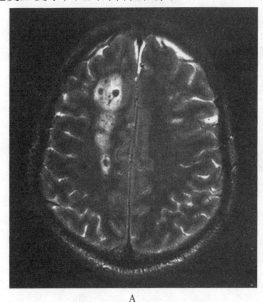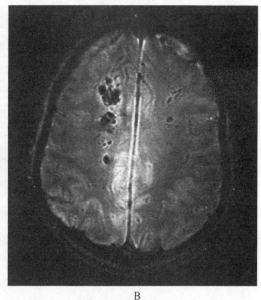

图 10 - 12　弥漫性轴索损伤

A. 轴面 T_2WI 显示双额灰、白质交界区片状长 T_2 异常信号，其内混杂点状低信号（出血）；B. 轴面 GRE T_2WI 显示更多斑点状低信号（出血）

（三）鉴别诊断

1. DAI 与脑挫裂伤鉴别　前者出血部位与外力作用无关，出血好发于胼胝体、皮髓质交界区、脑干、小脑等处，呈类圆形或斑点状，直径多 <2.0cm；后者出血多见于着力或对冲部位，呈斑片状或不规则形，直径可 >2.0cm，常累及皮质。

2. DAI 与单纯硬膜外及硬膜下血肿鉴别　DAI 并发的硬膜外、硬膜下血肿表现为"梭形"或"新月形"稍高信号，但较局限，占位效应不明显，可能与出血量较少和弥漫性脑肿胀有关。

五、脑挫裂伤

（一）临床表现与病理特征

脑挫裂伤是颅脑损伤最常见的表现形式之一。脑组织浅层或深层有散在点状出血伴静脉瘀血，并存脑组织水肿者为脑挫伤；凡有软脑膜、血管及脑组织断裂者称脑裂伤。习惯上将两者统称脑挫裂伤。挫裂伤部位以直接接触颅骨粗糙缘的额颞叶多见。脑挫裂伤病情与其部位、范围和程度有关。范围越广、越接近颞底，临床症状越重，预后越差。

（二）MRI 表现

MRI 征象复杂多样，与挫裂伤后脑组织出血、水肿及液化有关。对于出血性脑挫裂伤

（图 10 - 13），随着血肿内血红蛋白演变，即含氧血红蛋白→去氧血红蛋白→正铁血红蛋白→含铁血黄素，病灶的 MR 信号也随之变化。对于非出血性脑损伤，多表现为长 T_1、长 T_2 信号。由于脑脊液流动伪影，或与相邻脑皮质产生部分容积效应，病灶位于大脑皮质、灰白质交界处时不易显示，且难鉴别水肿与软化。FLAIR 序列对确定病变范围、检出重要功能区的小病灶、了解是否并发蛛网膜下隙出血很重要。

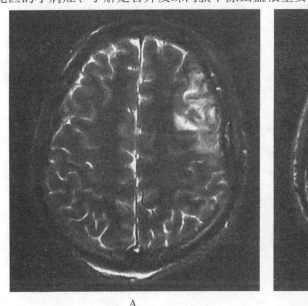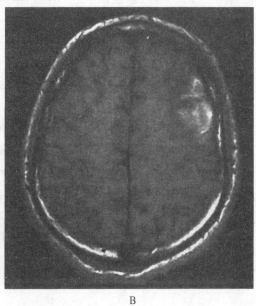

A   B

图 10 - 13　脑挫裂伤

A、B. 轴面 T_2WI 及 T_1WI 显示左额叶不规则形长 T_2 混杂信号及短 T_1 信号（出血）

（李　猛）

第三节　颅内感染与肉芽肿性病变

颅内感染性疾病包括由细菌、病毒、真菌、寄生虫等引起的脑及脑膜病变。这些病变可以是化脓性或非化脓性、肉芽肿性或非肉芽肿性、囊性或实性、破坏性或增生性以及传染性或非传染性。有些疾病与个人生活史、饮食习惯及居住地关系密切，或与身体的免疫功能状态相关。可谓种类繁多，MRI 表现复杂。一些疾病的影像所见缺乏特征，定性诊断困难。因篇幅所限，不能在此逐一描述。本章列举部分常见的疾病，分述如下。

一、硬膜外脓肿

（一）临床表现与病理特征

硬膜外脓肿为颅骨内板与硬脑膜之间脓液的聚集。多由额窦炎、乳突炎及头颅手术所致，很少由颅内感染引起。临床表现为剧烈头痛、感染部位疼痛及压痛，伴有发热、局部软组织肿胀。如果出现进行性加重的神志改变、脑膜刺激征、抽搐及神经功能障碍，可能提示感染不再仅限于硬膜外腔，脑组织或已受累。如不及时清除积脓，预后不佳。因肿瘤开颅手术而并发硬膜外脓肿者，通常较隐匿，有时被误诊为肿瘤复发。

（二）MRI 表现

脓肿位于骨板下，呈棱形，较局限。病变在 T_1WI 信号强度略高于脑脊液，略低于脑组织；在 T_2WI 呈高信号。脓肿内缘在 T_1WI 及 T_2WI 均为低信号带，为内移的硬膜。注射对比剂后增强 T_1WI 可见脓肿包膜强化（图 10-14）。脓肿相邻皮质可见充血、水肿或静脉血栓形成。

（三）鉴别诊断

应注意区分硬膜下感染与非感染性脑外病变。MRI 对于 CT 显示困难的硬膜外脓肿，以及早期诊断与鉴别诊断有帮助。

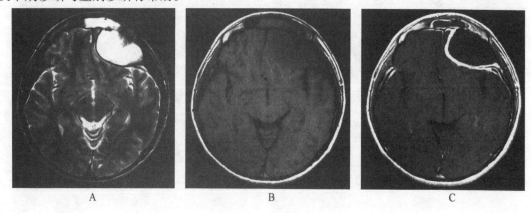

图 10-14　硬膜外脓肿

A、B. 轴面 T_2WI 及 T_1WI，在左额骨板下见豆状硬膜外脓肿，脓肿内缘可见低信号硬膜内移；
C. 轴面增强 T_1WI 显示脓肿包膜强化

二、硬膜下脓肿

（一）临床表现与病理特征

脓肿位于硬脑膜下，蛛网膜外。多呈薄层状，广泛扩散并常因粘连而形成复发性脓腔。感染多来自颅骨骨髓炎（鼻窦炎及中耳炎并发症）、外伤、手术污染等，血源性感染少见。临床表现包括头痛、呕吐、发热、痉挛发作、意识障碍以及高颅压和局灶定位体征。脑脊液内蛋白及白细胞可增高，周围血常规白细胞增高。

（二）MRI 表现

硬膜下脓肿多位于大脑半球表面，多为新月形，偶呈棱形，常向脑裂延伸。本病的 MR 信号强度类似硬膜外脓肿，但其内缘无硬膜的低信号带。脓肿相邻皮质可见水肿（图 10-15）。

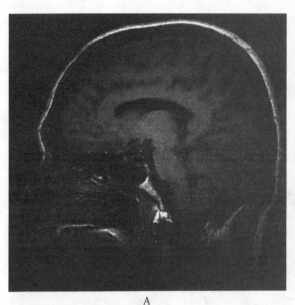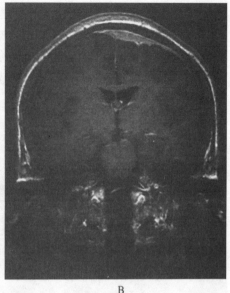

A   B

图 10－15　硬膜下脓肿

A. 矢状面 T_1WI 显示左额硬膜下梭形病变，相邻脑组织可见低信号水肿；B. 冠状面增强 T_1WI 显示局部病变强化

三、脑脓肿

（一）临床表现与病理特征

　　是由于病原微生物入侵而在脑实质内形成的脓肿。感染途径包括：①邻近感染直接扩散：如耳源性脑脓肿、鼻源性脑脓肿；②开放性颅脑外伤：即损伤性脑脓肿；③血行播散。原发灶不明者被称为隐源性脑脓肿。病理改变一般分为三期：初期为急性脑炎期；中期为脓腔形成期；末期为包膜形成期。在急性脑炎阶段，局部有炎性细胞浸润，由于该部位小血管的脓毒性静脉炎，或动脉被感染性栓子阻塞，使局部脑组织软化、坏死，继而出现多个小液化区，附近脑组织有水肿。在中期，局限性液化区扩大，相互沟通汇合成脓腔，开始含有少量脓液，周围为一薄层不明显且不规则的炎性肉芽组织，邻近脑组织水肿及胶质细胞增生。在末期，脓腔外围的肉芽组织因血管周围结缔组织和神经胶质细胞增生，逐步形成脓肿包膜。但包膜形成快慢不一，取决于炎症的性质、发展的快慢和机体的反应程度。脑脓肿常为单个，也可多房，但散布于不同部位的多发性脑脓肿少见。脑脓肿常伴有局部的浆液性脑膜炎或蛛网膜炎，并可并发化脓性脑膜炎，硬膜下及硬膜外脓肿，特别是继发于邻近结构感染者。

　　临床表现包括疲劳、嗜睡、高热等急性感染症状，急性脑炎期明显；高颅压症状，视盘水肿、呕吐、头痛、痉挛发作及精神淡漠；局部占位征，额叶可有失语、精神症状，偏瘫及症状性癫痫发作，颞叶可有上视野缺损，感觉性失语及颞骨岩尖综合征。小脑脓肿可有眩晕、共济失调、眼震及脑膜刺激征。顶叶与枕叶脓肿较少。耳源性脓肿多位于颞叶及小脑，血源性脑脓肿之感染源以胸部为多。

（二）MRI 表现

可分为四期。在发病 3 天之内，即急性脑炎早期，MRI 显示病变区长 T_1、长 T_2 信号，边界不清，有占位效应，增强 T_1WI 可见斑状强化。脑炎晚期，一般为第 4～10 天，在增强 T_1WI 出现环形强化病灶。脓肿壁形成早期（第 10～第 14 天），增强 T_1WI 可见明显环状强化（图 10-16），薄壁而完整，厚度均一；脓肿壁形成晚期，即发病 14 天以后，脓肿较小时，壁变厚，水肿及占位效应减轻，增强 T_1WI 呈结节状强化。强化由脓肿壁内层肉芽组织引起。产气菌感染所致脓肿，脓腔内可有气体，形成液平面。典型脓肿在 DWI 呈高信号。

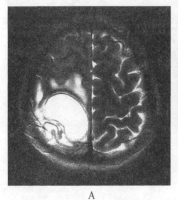 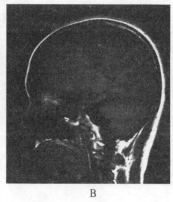 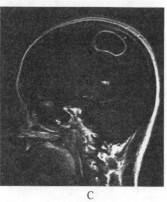

A B C

图 10-16 脑脓肿

A. 轴面 T_1WI，右顶可见类圆形病变，边界清楚，周边脑水肿明显；B、C. 注射钆对比剂前、后矢状面 T_1WI，脓肿壁环形强化，下壁稍欠光滑

（三）鉴别诊断

脑脓肿的 MRI 表现也可见于其他疾病。应注意与恶性胶质瘤、转移癌、术后肉芽组织形成、慢性颅内血肿以及硬膜外、硬膜下脓肿鉴别。

四、急性化脓性脑膜炎

（一）临床表现与病理特征

为化脓性细菌进入颅内引起的急性脑膜炎症。病理学方面，软脑膜血管充血，大量的炎性渗出物沉积；蛛网膜下隙、脑室管膜与脉络膜中充满炎症细胞与脓性渗出物；小血管常有阻塞，伴发近邻皮质的脑炎与小梗死灶；晚期产生脑膜粘连、增厚并引起交通性或梗阻性脑积水；儿童可发生硬膜下积液或积脓。脓性脑膜炎的颜色因所感染的细菌而异：葡萄球菌时为灰色或黄色；肺炎双球菌时为绿色；流感杆菌时为灰色；大肠杆菌时为灰黄色兼有臭味；铜绿假单胞菌（绿脓杆菌）时为绿色。感染来源可为上呼吸道感染、头面部病灶、外伤污染、细菌性栓子及菌血症等。

临床多急性起病，发热、血中白细胞增高等全身中毒症状明显。除婴幼儿和休克患者外，均有明显的脑膜刺激症状：颈项强直，头后仰，Kernig 征与 Brudzinski 征阳性；可伴有不同程度的脑实质受损的病症，如精神、意识和运动等障碍；腰穿脑脊液压力增高，白细胞增高，多形核占优势；体液培养可找到病原菌。

（二）MRI 表现

早期无异常。随病情发展，MRI 显示基底池及脑沟结构不清，软膜、蛛网膜线性强化（图 10 – 17）。本病可出现多种并发症：①交通性脑积水：由脑底池及广泛性蛛网膜粘连或脑室壁粘连影响脑脊液循环所致，MRI 表现为脑室变形、扩大，侧脑室前角或脑室周围因脑脊液渗出而出现长 T_1、长 T_2 信号；②硬膜下积液或积脓：MRI 表现为颅骨内板下新月形病变，一侧或双侧，其包膜可强化；③炎症波及室管膜或脉络丛时，增强 T_1WI 可见脑室壁环形强化；④少数引发局限或广泛性脑水肿，局部脑实质可见异常强化，形成脑脓肿时出现相应 MRI 表现。此外，如果皮质静脉或硬膜窦形成栓塞，也可见相应区域的脑水肿表现。本病晚期可有脑软化及脑萎缩。

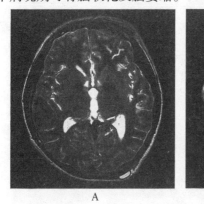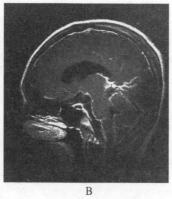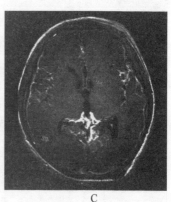

图 10 – 17　化脓性脑膜炎

A. 轴面 T_2WI，脑沟、裂、池模糊不清；B、C. 矢状面及轴面增强 T_1WI，可见广泛的软膜及蛛网膜线样异常强化

五、脑结核

（一）临床表现与病理特征

中枢神经系统结核感染多继发于身体其他部位结核。随着 HIV 感染、吸毒者增多，以及某些地区卫生环境恶劣及营养不良，结核感染有增多趋势。临床表现有身体其他部位结核病灶或结核病史；有发热、体重减轻，血沉增快及颅内压增高征；有明显的脑膜刺激征；有结核瘤发生部位的局灶体征。

中枢神经系统结核感染一般分为三种状况：①结核性脑膜炎；②脑膜炎后遗症；③脑结核瘤。病理改变包括脑脊髓膜混浊肥厚，以脑底为著。在脑表面，特别是大脑中动脉的分布区有很多散在的白色小结节，在脑实质与脑室内可有多发性小干酪样结核灶，蛛网膜下隙有大量黄色胶样渗出液，脑膜血管可呈全动脉炎改变，可有脑梗死。由于大量渗出物沉积，使部分蛛网膜下隙闭锁，蛛网膜粒发炎，使脑脊液吸收障碍，引起交通性脑积水。脑底部的炎症渗出物阻塞了中脑导水管或第四脑室的外侧孔或正中孔，脑脊液循环受阻，脑室压力不断增高，梗阻以上脑室扩张，可形成不全梗阻性脑积水。结核瘤多位于脑的表浅部位，也可在脑的深部，脑膜局部粗糙粘连，为黄白色结节状，质地较硬，中心为干酪样坏死及钙化，周围明显脑水肿。

（二）MRI 表现

脑膜炎表现：平扫 MRI 有时见脑基底池内高信号病变，最常见于鞍上池，其次是环池和侧裂池；增强 T_1WI 上基底池病变明显强化，呈现闭塞脑池的轮廓，凸面脑膜也可强化。

脑实质表现：粟粒性结核灶散布于大脑及小脑，平扫 MRI 为等信号，增强 T_1WI 明显强化，病灶周边可见水肿带。脑结核瘤表现：平扫 MRI 早期为等信号，可有水肿带；中期为信号略高的圆形病灶，仍伴有水肿带；后期结核瘤钙化，水肿带消失。增强 T_1WI 有两种表现，其一为中心低信号的小环状强化，其二为结节状强化（图 10 – 18）。肉芽肿形成时，多位于鞍上，T_1WI 和 T_2WI 均表现为等皮质信号。有时，增强 T_1WI 显示大环形强化或椭圆形多环形强化，这与囊性或伴有中心坏死的恶性胶质瘤难以区分。

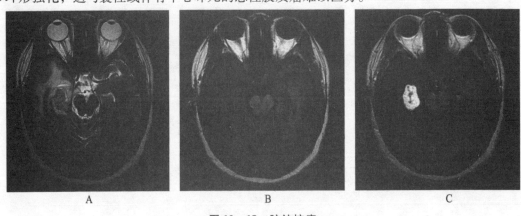

图 10 –18　脑结核瘤

A、B. 轴面 T_2WI 及 T_1WI，右颞叶内侧见团块状等 T_1、稍长 T_2 异常信号，周边组织水肿明显；C. 轴面增强 T_1WI，结核瘤强化明显，周边水肿无强化

继发病变表现：结核病灶周围可有大片水肿带，可有交通性或梗阻性脑积水。脑动脉炎可引起基底核、内囊、丘脑、脑干等部位脑梗死，最常见于大脑中动脉区，MRI 表现为与供血动脉分布区一致的长 T_1、长 T_2 异常信号，偶可见出血。

六、结节病

（一）临床表现与病理特征

本病以进行性、多发性、多器官损害的小结节形成特征。小结节由非干酪性上皮样慢性肉芽肿构成。病因不明，有人认为与免疫功能低下有关。病变可侵及皮肤、淋巴结、眼、鼻腔、腮腺、骨骼、胸腹部内脏器官及神经系统。如仅有中枢神经系统受累，称为孤立型中枢神经系统结节病。最常见的颅内表现是肉芽肿样脑膜炎。最常见病变部位为基底池，特别是三脑室前区，脑的其他部位和脊髓也可受累。病变可经血管周围间隙浸润脑实质。偶尔累及脑血管引起脑梗死。

临床表现多样。在脑神经受损中，以单侧或双侧面神经及视神经麻痹最多见，其他脑神经也可受累。垂体本身及垂体柄或下丘脑肉芽肿可引起激素分泌、电解质及神经精神异常。脑实质受累可出现脑积水及高颅压症状。约 20% 患者出现癫痫。尽管脑神经麻痹及其他神经障碍恢复很慢，但与脑结核相比，结节病呈相对良性过程。患者还可有全身症状及体征。

（二）MRI 表现

脑膜炎可见弥漫性或局灶性脑膜增厚，增强 T_1WI 显示病变明显强化。但如与骨结构关系紧密，有时诊断较难。脑结节病肉芽肿的病灶边界较清楚、质地较均匀，最大可达数厘米，常位于脑底部。病灶信号在平扫 MRI 略高于脑实质，增强 T_1WI 可见孤立或多发的均匀一致性强化，伴有病灶周围水肿。脑室内结节病在 T_1WI 呈脑室周围高信号病变，脑膜受累时可导致脑脊液循环受阻及脑积水，多为交通性。本病有时表现为漏斗增粗及脑神经（尤其视神经）异常强化。并发脑血管炎及继发脑梗死时，出现相应 MRI 表现。

七、单纯疱疹病毒脑炎

（一）临床表现与病理特征

从神经放射学角度看，有两种类型的疱疹（herpes）病毒感染特别重要。第 I 型：主要影响成人，不及时治疗时 70% 患者留有后遗症，病理特征为分布于脑边缘部的广泛出血性坏死。主要累及颞叶中下部及额叶眶部，脑实质深部如岛叶扣带回也可受累，但一般止于壳核侧缘，很少向前或向后扩展。第 II 型：主要影响新生儿，可造成严重的脑功能障碍，甚至死亡。脑损害的范围更广而不限于脑缘部分，基底核、丘脑及颅后窝结构均可受累，常引起广泛脑软化。II 型感染大多源自母体产道感染，部分是胎儿时期在母体子宫内感染。宫内感染疱疹病毒导致的先天性畸形与弓形虫病（toxoplasmosis）、风疹（rubella）及巨细胞病毒（cytomegalovirus）感染的后遗症相似，故被人称为 TORCH 综合征。TORCH 英文原意是"火炬"，此词由这些病原体英文名称首字组成，H 代表单纯疱疹病毒。

患者发病前有上呼吸道感染史，约 25% 有口唇单纯疱疹病史。临床表现有发热、头痛、呕吐、抽搐，精神症状、意识障碍，由嗜睡至昏迷，严重者发病后 2~3 日内死亡。幸存者遗有癫痫、偏瘫、健忘与痴呆等后遗症。

（二）MRI 表现

对于 I 型单纯疱疹病毒脑炎，MRI 可早于 CT 发现脑组织受累，而且显示的病变范围更广泛；主要表现为双侧颞叶内侧及岛叶皮质明显的长 T_1、长 T_2 异常信号。II 型单纯疱疹病毒脑炎，MRI 可见病变早期灰质受累犯，T_1WI 及 T_2WI 均显示灰、白质对比消失。有时在残存的皮质见非出血性低信号（磁敏感效应）。增强扫描时，病变区可出现弥漫性不均匀强化或脑回状强化（图 10-19）。

（三）鉴别诊断

I 型单纯疱疹病毒脑炎应与脑脓肿、脑梗死、脑肿瘤以及其他的病毒性脑炎鉴别。由蜱传播的脑炎通常病灶多发，边界不清，可累及放射冠、丘脑、脑干及小脑。日本脑炎也可有类似表现，但更倾向于侵及双侧基底核及丘脑，可造成腔隙性脑梗死。EB 病毒脑炎常累及皮质及灰、白质交界区，也可累及丘脑及视神经，病灶多发或是波浪样出现，在旧病灶消退时，又出现新病灶。

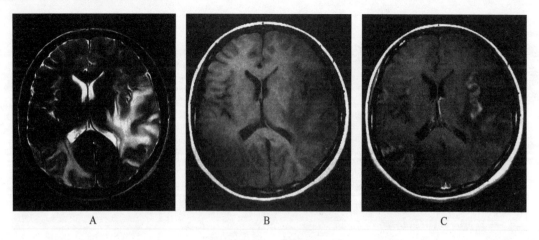

图 10 - 19　脑膜脑炎

A、B. 轴面 T_2WI 及 T_1WI，右侧颞枕叶及左颞叶可见大片状长 T_1、长 T_2 信号，边界不清；C. 轴面增强 T_1WI，病变区不均匀强化

八、进行性多灶性白质脑病

（一）临床表现与病理特征

进行性多灶性白质脑病（PML）与乳多空病毒（papovavirus）感染有关，好发于免疫功能低下者，尤其是吸毒并 HIV 感染者。病理改变为脱髓鞘改变（因少突胶质细胞受累造成），出现变异的星形细胞（组织对感染反应）。少突胶质细胞核内可见嗜酸性圆形包涵体。在大多数病例，脱髓鞘发生于大脑半球皮质下白质，有时累及小脑、脑干及脊髓，而灰质很少受累。偶有占位效应、出血及血 - 脑屏障破坏。临床上多以精神异常起病，继而出现与受累部位相关的局灶体征及症状。PML 一旦发病便持续发展，通常于 6 个月内死亡。目前尚无有效治疗。

（二）MRI 表现

CT 表现为单侧或双侧大脑半球皮质下白质内低密度区，在灰、白质交界处有明显的界线，不存在或很少见占位效应，注射对比剂后通常不强化。脑干及小脑病灶在早期容易遗漏，MRI 在这方面有优势。MRI 显示多发性病灶，侵及范围广，包括半卵圆中心的外侧部，随病情发展，病灶大小及数目增加，可扩展至基底核、胼胝体及小脑脚。MR 信号表现与其他的脱髓鞘病变类似。

九、真菌感染

（一）临床表现与病理特征

慢性或亚急性脑膜炎或脑膜脑炎是颅内真菌感染最常见的表现形式。酵母菌感染常导致单发或多发的肉芽肿或脑脓肿。某些真菌可侵及脑血管引起脑梗死，坏死及出血。也有些真菌可正常存在于人体内，在人体发生慢性疾病，免疫力异常及糖尿病时发病。临床最常见的神经系统真菌感染为新型隐球菌脑膜炎。它可侵犯人类各脏器而形成隐球菌病或真菌病，对脑及脑膜尤其具有亲和性。侵入途径为皮肤、乳突、鼻窦、上呼吸道及胃肠道。随血液进入颅内，在脑膜形成灰色肉芽结节，也可侵入脑室，椎管及大脑皮质及基底核。

临床发病徐缓，多无前驱症状。首发症状常为头痛，大多位于额颞区。初起时间歇发作，逐渐转为持续性，并进行性加重，伴有恶心、呕吐、背痛及颈强直、凯尔尼格征阳性等脑膜刺激征。多数患者有低热，轻度精神障碍。严重者意识模糊甚或昏迷。因颅内压增高，半数病例有中、重度视盘水肿。晚期多因视神经萎缩而致视力障碍，并可出现其他眼部症状及脑神经症状。病情大多持续进展，不经治疗平均生存期为 6 个月。少数患者病情反复，缓解复发交替。

（二）MRI 表现

本病 MRI 表现类似结核性脑膜炎。因脑基底池及外侧裂为渗出物占据，早期平扫检查可见其失去正常透明度，增强检查见渗出物明显强化。与结核性脑膜炎略不同之处是，基底池受累倾向于一侧，病变分布不对称（图 10 - 20）。并发脑血管受累时可见脑梗死。晚期因脑膜粘连发生交通性或梗阻性脑积水，可出现普遍性或局限性脑室扩大。增强 MRI 显示肉芽肿病变优于 CT。CT 显示感染晚期形成的钙化优于 MRI。

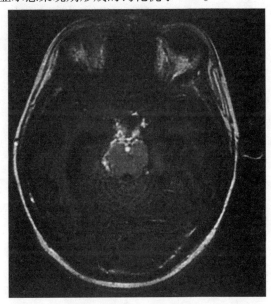

图 10 - 20　真菌感染
轴面增强 T_1WI 显示基底池及右侧环池不规则形异常强化改变

十、脑囊虫病

（一）临床表现与病理特征

脑囊虫病是人体吞服链状绦虫（猪肉绦虫）的虫卵，经胃肠消化卵化出幼虫，异位于脑膜、脑实质、脑室等处，引起神经系统症状。本病主要分布于我国长江以北，以东北、华北、西北地区多见。中间宿主为猪、狗、牛、羊等，人是绦虫的唯一终宿主。主要感染途径为生食及半生食被绦虫污染的猪肉，或吞服被绦虫卵污染的蔬菜及食物。虫卵在十二指肠中，卵化出囊蚴钻入肠壁，通过肠系膜小静脉进入体循环，再至脑实质，引起病变。脑内的囊蚴被脑组织形成的包囊包绕。包囊周围脑组织改变分为四层，自内向外依次为细胞层、胶原纤维层、炎性细胞层、神经组织层。囊内分两层膜，外层膜为细胞浸润，急性期多为多核及嗜酸性粒细胞，慢性期多为淋巴细胞及浆细胞；内层膜为玻璃体样变。囊内为囊蚴，其内膜上可见小白色的囊虫头节突起；囊蚴死亡液化后，囊内为含大量蛋白质的混浊液体；液体吸收后，囊腔变小，壁皱缩增厚，也可发生钙化。由于囊蚴寄生部位不同，病灶大小、形态各异。脑室内囊蚴一般较大，多呈圆形，直径 $1 \sim 3mm$ 大小，多附着于脑室壁上或浮游于脑脊液中，引起局部室管膜炎，产生室管膜的肥厚及瘢痕性条纹，使脑室变形，脑脊液循环障碍。此外，由于脉络丛受囊虫毒素刺激，脑脊液分泌增加，产生脑积水。脑实质内囊蚴为圆形，多发，豌豆大小，多位于皮质深部及基底核区。脑组织在病变早期因炎症反应而肿胀，晚期脑萎缩。寄生于蛛网膜下隙的囊虫常位于颅底，以脚间池及交叉池多见，呈分支或葡萄状突起。产生慢性蛛网膜炎及粘连。

临床表现包括：①弥散性脑水肿所致的意识障碍及精神症状；②各种类型癫痫发作及发作后的一过性肢体瘫痪（Todd 麻痹）；③多变与波动的锥体束症状、小脑症状、锥体外系症状及脑神经障碍；④高颅压、脑积水及强迫头位等；⑤可见皮下结节，多位于头部及躯干部，数目不等。囊虫也可寄生于肌肉，造成假性肌肥大；⑥囊虫补体结合试验可为阳性。

（二）MRI 表现

根据囊蚴侵及部位不同，通常将脑囊虫病的 MRI 和 CT 表现分为四型。

1. 脑实质型　①急性脑炎型：表现类似一般脑炎，主要为双侧大脑半球髓质区异常信号，脑室变小，脑沟、裂、池消失或减少，增强扫描时病灶无强化，中线结构无移位。②多发或单发囊型：在囊尾蚴存活时，囊内容物为长 T_1、长 T_2 信号，与脑脊液类似；囊尾蚴头节为等信号。囊尾蚴死亡后，囊内液体变浑浊，T_1 信号增高，部分呈等信号，与周围脑组织信号类似；病灶周围常见水肿。③多发结节及环状强化型：受囊蚴蛋白刺激，局部肉芽组织增生，平扫 MRI 见脑内大片不规则异常信号，增强 T_1WI 显示结节状或环状强化，病灶周围有水肿。④慢性钙化型：慢性期囊蚴死后继发机化，形成纤维组织并钙化，可发生于囊虫壁或囊内容物。CT 见大脑半球多发点状高密度影，圆形或椭圆形，直径 $2 \sim 3mm$，周围无水肿，中线无移位，增强扫描无强化。MRI 显示钙化不佳。

2. 脑室型　囊蚴寄生于脑室系统内，以第四脑室多见，也可见于第三脑室及侧脑室。MRI 见脑室内囊肿，其信号在 T_1WI 略高于脑脊液。因囊壁信号较高，故可分辨囊与周围的低信号脑脊液。同理，囊尾蚴头节在 T_1WI 呈稍高信号结节。

3. 脑膜型　主要表现为蛛网膜粘连或交通性脑积水。MRI 显示对称性脑室扩大，蛛网膜下隙变形、扩大，增强 T_1WI 可见脑膜强化，有时见囊壁强化。注意，蛛网膜囊肿多位于颅骨骨突处，在 T_1WI 比 T_2WI 更容易鉴别，FLAIR 序列显示囊肿更清楚。

4. 混合型　具有上述两型或更多的病变表现（图 10 - 21），也可为不同时期病变同时存在的状态。

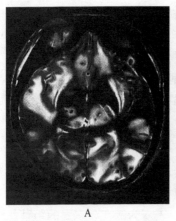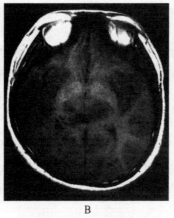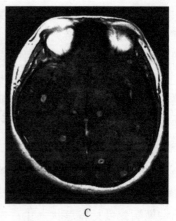

A   B   C

图 10 – 21　脑囊虫病

A、B. 轴面 T_2WI 及 T_1WI，脑内可见多发斑点与斑片状混杂信号，边界不清；C. 轴面增强 T_1WI，病变区可见结节状或环状强化，侧裂池内有小片状异常强化

十一、脑棘球幼病

（一）临床表现与病理特征

脑棘球幼病（包虫病）是因细粒棘绦虫的幼虫－棘球蚴（包虫）寄生于颅内而发病。在我国主要流行于内蒙古、西北及华北一带。畜牧区的狗为其终宿主，虫卵伴随狗粪排出，人食入虫卵后作为中间宿主而出现症状。虫卵在十二指肠中孵化为六钩蚴，经血循环进入颅内而发育成包虫囊。其分布多在大脑中动脉灌注区，顶叶及颞叶多见。包虫囊分内、外两个囊，内囊才是真正的包虫囊，外囊为由包虫寄生于宿主颅内所引起的脑组织反应而形成的一层纤维包膜；两层囊膜之间含有丰富血管供应内外包囊。包囊之体积可长至直径 10cm 以上，容积较大可容百余到几百毫升囊液。原发包囊通常为单个，偶尔为两个，多发极少。包虫死后囊壁可钙化。继发性包囊是由原发囊破裂，种植形成子囊，一般为多发小囊泡，内含胶冻状液体。

临床表现主要为颅内高压、癫痫发作及局部占位性症状。常伴颅外包虫病，肝与肺多见。周围血象及脑脊液中嗜酸性粒细胞增高。补体结合试验及包囊液皮内试验阳性。

（二）MRI 表现

原发性脑包虫病 MRI 表现为脑内类圆形巨大囊肿，MR 信号类似脑脊液，边界清楚。囊肿周边无明显水肿。囊通常较大，占位效应明显。脑室受压、移位，可伴脑积水。增强扫描时，囊肿与囊壁一般无强化，有时见硬膜外包囊的内侧壁强化，反映局部硬脑膜强化。囊壁钙化时，CT 可见完整或不完整环状高密度。包虫囊破裂时，脑内可见多发类圆形囊肿。有时见头节。

十二、脑血吸虫病

（一）临床表现与病理特征

脑血吸虫病是由寄生在门静脉的血吸虫的大量虫卵，通过血液循环栓塞脑血管引起，或与颅内血窦被成虫寄生及局部虫卵沉积有关。病理改变是结节状的虫卵性肉芽肿，侵及软脑膜及邻近的脑质。多见于顶叶，可继发脑水肿、脑软化、脉管炎及反应性胶质细胞增生。虫卵沉积处的血吸虫肉芽肿周围有丰富的浆细胞浸润，并有大量毛细血管包绕。

临床表现分为急性脑血吸虫病及慢性脑血吸虫病。急性型表现为急性脑膜脑炎，出现高热、嗜睡、昏迷、痉挛发作及脑膜刺激征。慢性型表现为各型癫痫发作，颅内占位及高颅压征。周围血中嗜酸性粒细胞增多，脑脊液中单核细胞及蛋白可轻度增加。大便中可找到虫卵或孵出毛蚴。

（二）MRI 表现

平扫 MRI 可见病变呈大片状长 T_1、长 T_2 信号，部分病灶伴出血改变。在增强 T_1WI，急性期病变可见斑点状强化；慢性期病变多呈肉芽肿样改变，表现为散在、多发的结节状强化。多数病灶周边水肿较重，而占位效应相对较轻。

十三、HIV 脑病

（一）临床表现与病理特征

获得性免疫缺陷综合征（AIDS）是以某种 T 细胞减少、细胞免疫反应丧失为特征的病毒性综合征。该病毒称为人类免疫缺陷病毒 1 型（HIV－1），是一种亲淋巴性和亲神经性的 RNA 反转录病毒。HIV－1 通过血液、精液及阴道分泌液传播，发生在男性同性恋、静脉吸毒及输入受污染血液者。在数年潜伏期后，患者出现发热、体重下降、淋巴结肿大等症状，最后死于感染及癌症。脑及脊髓受累为 AIDS 主要临床特征，发生率约 40%，尸检所见达75%。非特异性症状及体征包括头痛、抽搐、精神异常、偏瘫、失语、共济障碍以及脑神经或周围神经障碍。有时，神经症状为首发症状。AIDS 相关的神经系统病变分为病毒直接入侵造成的 HIV 脑病和继发的多种并发症。

HIV 脑病又称艾滋病痴呆综合征，由 HIV 病毒直接侵入脑组织引起。开始侵犯白质，随后累及基底核区、皮质、脑膜，病变相对较轻。病理学改变，在白质内可见弥散性髓鞘苍白（早期脱髓鞘）、稀疏的灶性巨噬细胞浸润灶及空洞变性改变；灰质内有集簇状小胶质细胞结节。常有脑水肿，后期脑萎缩。最初临床症状不典型，可有精神迟缓，注意力不集中，或运动障碍。病程呈亚急性过程，可达数周或数月。晚期出现中、重度痴呆、运动迟缓（尤其儿童）、共济障碍、肌强直、无力、震颤及二便失禁。

（二）MRI 表现

MRI 表现可正常，多数患者有脑萎缩。灶性脑实质损害在 T_2WI 表现为脑室周围白质内多发的斑片状高信号，双侧性分布，可不对称，多不强化，无占位效应。儿童及婴幼儿患者多为先天感染，由于小血管钙化，双侧基底核区可见短 T_2 信号病灶，周围环绕长 T_2 信号。与 CT 相比，MRI 在发现信号异常及白质空泡变性方面较敏感。

（三）鉴别诊断

MRI 检查有助于鉴别 AIDS 痴呆综合征与 AIDS 脑部并发症。前者病灶一般为双侧、弥漫性分布，而后者（如 PML、淋巴瘤、弓形虫病）病灶多为局灶性、斑片状。增强扫描时，淋巴瘤及弓形虫病的病灶一般强化，而 PML 多不强化。此外，AIDS 相关的白质病变多发生在中年人，而慢性脑动脉硬化等造成的白质改变主要见于老年人。

十四、AIDS 脑部并发症

（一）临床表现与病理特征

HIV 病毒感染使 AIDS 患者处于免疫低下状态，往往导致一些罕见的脑内感染及肿瘤发生，包括原发性淋巴瘤、血管病变等，如继发于细菌性心内膜炎或血管炎的脑栓塞。常见的脑部并发感染为弓形虫病（弓形虫感染）、PML、隐球菌及念珠菌感染、巨细胞病毒和疱疹病毒脑炎、结核、放射菌病、曲霉菌病、球孢子菌病、梅毒等。临床表现方面，AIDS 脑部并发症患者的局灶神经征象及意识障碍程度，往往比 AIDS 痴呆综合征患者明显。

（二）MRI 表现

脑内具有团块效应的局限性病灶，在弓形虫病的出现率为 50%～70%，在原发性中枢神经系统淋巴瘤为 10%～25%，在 PML 为 10%～22%。而隐球菌及巨细胞病毒脑炎往往不形成局限性病灶。弓形虫病所致多发性脑实质病变，常位于基底核区及皮髓质交界区，MRI 呈结节状或不规则长 T_1、长 T_2 信号，结节状或环形强化。然而，脑脓肿、结核及淋巴瘤也可有类似表现。发生于 AIDS 患者的原发性中枢神经系统淋巴瘤，病灶中心坏死的概率多于非 AIDS 患者的淋巴瘤。PML 主要表现为受累脑白质的异常信号，以顶、枕叶多见。巨细胞病毒脑炎主要表现为局部水肿及占位效应，增强 T_1WI 见室管膜弥漫性强化。平扫 MRI 往往不能充分显示 AIDS 并发症的各种病灶，增强 T_1WI 可提高显示率。

（李　猛）

第四节　颅内肿瘤

一、总论

颅脑肿瘤的基本 MRI 表现如下。

（一）占位征象

由于颅腔容积固定，颅内肿瘤几乎均有占位效应。产生占位效应的原因主要是：①肿瘤本身。②瘤周水肿。③瘤周胶质增生。④肿瘤继发病变，出血、脑积水等。

不同部位的肿瘤有不同征象。

1. 幕上半球占位征象表现特征　①脑室系统（主要是双侧脑室、三脑室）变形、移位。②肿瘤附近脑沟、脑池变窄或闭塞。③中线结构（如大脑镰、透明中隔等）向健侧移位。

2. 幕下半球占位征象　①四脑室变形、移位，其上位脑室扩大积水。②同侧脑池变窄（如小脑肿瘤）或轻度扩大（如听神经瘤）。③脑干变形、移位。

3. 脑干肿瘤占位征象　①脑干本身体积膨大。②相邻脑池受压变窄或闭塞。③四脑室变形、后移。

4. 其他　如脑室内肿瘤、鞍区肿瘤、松果体区肿瘤均可造成类似改变。上述占位征象在肿瘤较小时，表现不明显，随着肿瘤体积的增大，占位征象则日趋显著。

（二）信号异常

正常成人的脑灰质弛豫时间：$T_1 = 800ms$，$T_2 = 60ms$。脑白质弛豫时间为：$T_1 = 500ms$，$T_2 = 50ms$。因此，在 T_1WI 图像上，脑白质信号略高于脑灰质；在 T_2WI 图像上，脑白质低于脑灰质。

肿瘤的信号特征取决于肿瘤实质的含水量，尤其是细胞外间隙；瘤体内的其他物质：钙化、出血、囊变、脂肪等。可以归纳为：①多数肿瘤（因细胞中毒性水肿或瘤体内游离水与结合水的比率增加而）呈长 T_1、长 T_2 改变。②少数肿瘤（如脑膜瘤、错构瘤及神经纤维瘤等）与正常脑组织信号接近，需结合发病部位、占位效应等综合判断。③其他物质的肿瘤：如含脂肪成分多的肿瘤——因脂肪成分不同可呈短 T_1 高信号、等信号或低信号，以高信号居多。T_2WI 则特异性较低，为较高信号。瘤内出血，则因出血的不同时间而有不同信号表现，其机制及表现详见脑出血。囊变部位呈长 T_1、长 T_2 信号。钙化呈长 T_1、短 T_2 信号。而顺磁性物质则呈短 T_1、短 T_2 信号改变。

良性肿瘤的 T_1、T_2 加权像信号接近正常脑组织，而恶性肿瘤则与正常脑组织的信号差别大，有助于鉴别肿瘤的良恶性。

（三）脑水肿

瘤周水肿和脑肿胀常常同时存在。其发生机制可能为：①血脑屏障破坏、血管通透性增加。②静脉回流障碍，毛细血管内压力增高。③组织缺氧和代谢障碍，钠泵减弱，细胞内水分增多。

脑水肿分为三度：Ⅰ度：瘤周水肿≤2cm；Ⅱ度：2cm＜瘤周水肿＜一侧大脑半球的宽径；Ⅲ度：瘤周水肿＞一侧大脑半球的宽径。

脑水肿的范围与肿瘤恶性程度有关，肿瘤恶性程度高，水肿范围大，反之亦然。

脑水肿在 MRI 上表现为：T_1WI 上呈现为肿瘤周围的低信号区，T_2WI 呈高信号改变，一般沿脑白质分布，如胼胝体、放射冠、视放射等，可随弓状纤维呈指状伸入大脑皮层的灰质之间。

（四）脑积水

颅内肿瘤可阻塞脑脊液循环通路，形成阻塞性脑积水。脑室内脉络丛乳头状瘤使脑脊液分泌增加，则可形成交通性脑积水。临床上以前者多见。

阻塞性脑积水，表现为阻塞部位以上脑室系统扩大，还可以有脑室旁白质水肿，呈现长 T_1、长 T_2 信号改变。其原因为脑室内压力升高，室管膜的细胞连接受损出现裂隙，水分子进入脑室周围组织。脑积水时间长，室管膜受损而出现胶质增生，形成室管膜瘢痕，又可阻止脑脊液漏入脑实质，使脑室周围异常信号减轻，甚至消失。

由于肿瘤造成阻塞的部位不同，可出现不同范围的脑积水。单侧室间孔受阻，可出现一侧侧脑室扩大；双侧同时受阻，表现为双侧侧脑室扩大。多见于鞍区肿瘤、第三脑室肿瘤以及透明隔肿瘤等。

中脑导水管阻塞，可出现第三脑室和双侧侧脑室扩大。常见于松果体区肿瘤、中脑胶质瘤等。

第四脑室出口阻塞，可造成四脑室以上脑室系统扩大，主要见于幕上占位病变和脑干病变。

脑室内肿瘤亦可形成阻塞性脑积水，第三、第四脑室内的肿瘤易出现。侧脑室体部或三角部肿瘤，可出现侧室下角扩大或者后角扩大。

（五）脑疝

当颅内肿瘤占位效应发展到一定程度，使邻近部位的脑组织从颅腔高压区向低压区移位，从而引起一系列临床综合征，称为脑疝。常见有小脑幕裂孔下疝、枕骨大孔疝和大脑镰疝。

小脑幕裂孔下疝（颞叶钩回疝）：是幕上占位病变将海马回和钩回疝入小脑幕裂孔，将脑干挤向对侧。MRI 表现为中脑受压向对侧移位、旋转或者形态异常；鞍上池、脚间池、四叠体池和环池变形、移位或者闭塞；侧脑室同侧受压，对侧扩大；还可以出现大脑后动脉闭塞等征象。

枕骨大孔疝（小脑扁桃体疝）：是颅压增高时，小脑扁桃体经枕骨大孔疝出到椎管内。MRI 表现为枕大池消失；阻塞第四脑室而出现上位脑室扩大。

大脑镰疝（扣带回疝）：大脑镰呈镰刀形，前部较窄，向后逐渐增宽。幕上半球病变可将同侧扣带回等和中线结构挤向对侧。MRI 表现为大脑纵裂、透明中隔和第三脑室离开中线；病侧扣带回移向对侧；严重时基底节和丘脑亦可移至对侧。

较少见的还有直回疝、小脑幕裂孔上疝和切口疝等。

（六）脑内肿瘤和脑外肿瘤的 MRI 表现

脑内肿瘤和脑外肿瘤的 MRI 表现（表 10 - 1）。

表 10 - 1　脑内肿瘤与脑外肿瘤的 MRI 表现

	脑内肿瘤	脑外肿瘤
起源	脑白质	脑膜、脑神经、胚胎残留、血管或颅骨
部位	主要部分位于脑实质内	位于脑表浅部位
基底	以窄基与硬膜相接触	以宽基与硬膜相连
瘤周水肿	多有，且明显	少见，且轻
颅骨骨质改变	一般无改变	多有增生、破坏、受压变形、骨性管道吸收扩大
脑沟、脑池改变	邻近脑沟、脑池变窄或消失	邻近脑沟、脑池变窄、消失或扩大
脑白质塌陷征	无	有
静脉窦改变	少见	闭塞，多见于脑膜瘤

二、星形细胞瘤（Astrocytoma）

（一）概述

星形细胞瘤是最常见的神经上皮性肿瘤，占颅内肿瘤的 13% ~26%，占神经上皮源性肿瘤的 40%。男性多于女性，约占 60%。年龄分布在 6 个月至 70 岁，高峰年龄 31 ~40 岁，多见于青壮年。

（二）病理

1. 发生部位　可发生在中枢神经系统的任何部位，一般成人多见于幕上半球，儿童则多见于幕下。幕上肿瘤好发于额叶、颞叶，并可沿胼胝体侵及对侧。幕下者多发生于小脑。

2. 大体病理　分化良好的星形细胞的肿瘤，多位于大脑半球白质，少数可位于灰质并向白质或脑膜浸润，肿瘤没有包膜，有时沿白质纤维或者胼胝体纤维向邻近脑叶或对侧半球发展。含神经胶质纤维多的肿瘤色灰白，与正常白质相似；少数则呈灰红色，质软易碎。肿瘤可有囊变，可为单发或多发，囊内含有黄色液体，称为"瘤内有囊"，如病变形成大囊，囊壁有小瘤结，则称为"囊中有瘤"。分化不良的肿瘤，呈弥漫性浸润性生长，半数以上有囊变，易发生大片坏死和出血。

3. 组织学分类　根据 WHO 的中枢神经系统肿瘤组织学分类，星形细胞的肿瘤包括如下。

（1）星形细胞瘤：纤维型（Ⅱ级）、原浆型（Ⅱ级）、肥大细胞型（Ⅱ级）。

（2）毛状星形细胞型瘤（Ⅰ级）。

（3）室管膜下巨细胞星形细胞瘤（Ⅰ级）。

（4）星形母细胞瘤（Ⅱ、Ⅲ、Ⅳ级）。

（5）分化不良性星形细胞瘤（Ⅲ级）。

（三）临床表现

局灶性或全身性癫痫发作是星形细胞瘤最重要的临床症状。其次是精神改变，神经功能障碍及颅内高压等。

（四）MRI 表现

1. 幕上Ⅰ、Ⅱ级星形细胞瘤（图 10 - 22）　大多数Ⅰ、Ⅱ级星形细胞瘤为实体型，位于皮髓质交界处，局部脑沟变平，其瘤体呈明显的长 T_2 高信号，不太明显的长 T_1 低信号，边界较清楚，90% 瘤周不出现水肿，占位征象不明显。少数有轻度或者中度水肿，约 1/4 的病例有钙化，表现为 T_1WI 和 T_2WI 图像上不规则低信号，MR 显示钙化不如 CT。瘤内出血少见。

注射 Gd - DTPA 增强后，Ⅰ级星形细胞瘤一般不强化，Ⅱ级星形细胞瘤呈轻度强化。

2. 幕上Ⅲ、Ⅳ级星形细胞瘤（图 10 - 23）　Ⅲ、Ⅳ级星形细胞瘤属于恶性肿瘤，其 MR 表现：T_1、T_2 值比Ⅰ、Ⅱ级星形细胞瘤延长更明显，瘤体边界不规则，周围脑组织水肿明显，占位效应显著。瘤内出现坏死、囊变或出血时，则呈混杂信号，位于额叶、顶叶及颞叶的肿瘤，瘤体可横跨胼胝体向对侧扩散，也可沿侧脑室、第三脑室、中脑导水管及第四脑室的室管膜扩散。

注射 Gd - DTPA 后，肿瘤实体可表现为均一性强化，亦可呈不均匀强化或不规则、不完整环状强化，环壁不均匀，有瘤节，邻近病变的脑膜因浸润肥厚而强化。

3. 小脑星形细胞瘤（图 10 - 24）　小脑星形细胞瘤 80% 位于小脑半球，20% 位于小脑蚓部，可为囊性或实性。

囊性星形细胞瘤在 MRI 图像表现为长 T_1 低信号和长 T_2 高信号改变，边界清楚，少数病变囊壁有钙化，在 T_1WI、T_2WI 上均呈低信号。注射 Gd - DTPA 后，囊壁瘤节不规则强化。

实性星形细胞瘤则呈不规则的长 T_1、长 T_2 改变，多数伴有坏死、囊变区，肿瘤实性部分有明显强化。

小脑星形细胞瘤多有水肿，第四脑室受压、闭塞，上位脑室扩大积水，脑干受压前移，脑桥小脑角池闭塞。

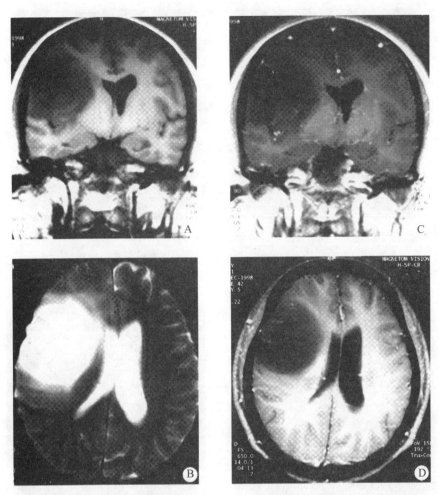

图 10-22　右额叶星形细胞瘤（Ⅱ级），女性，33 岁。右额叶占位性病变，边界欠清，信号不均。T₁WI（A）以低信号为主；T₂WI（B）呈高信号，周围脑质水肿；增强扫描（C、D）病变强化不明显，侧脑室受压变窄，中线轻度左移

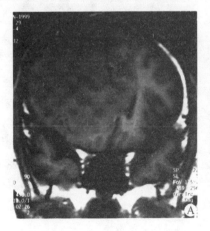
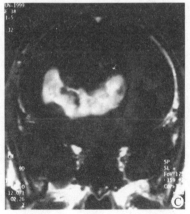

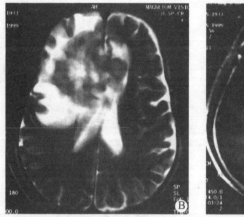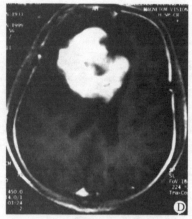

图 10 – 23　右额叶星形细胞瘤（Ⅲ~Ⅳ级），男性，66 岁。右额叶占位性病变，呈浸润性，边界不清。T_1WI（A）为低信号；T_2WI（B）为稍高和高混杂信号；增强扫描（C、D）肿块明显强化，并沿胼胝体跨越中线向对侧生长，侧脑室受压变窄，中线左偏

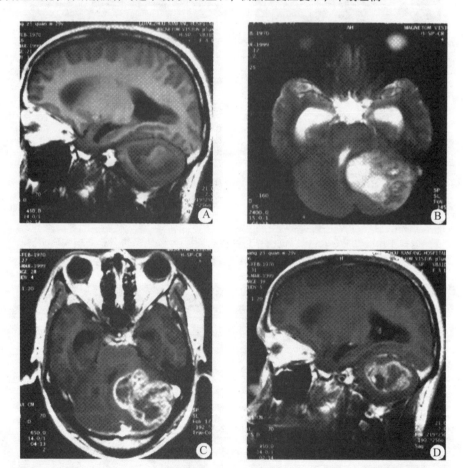

图 10 – 24　左小脑半球星形细胞瘤（Ⅲ级），男性，29 岁。左小脑半球占位性病变，边界清。T_1WI（A）呈低、等混杂信号；T_2WI（B）呈不均匀高信号；增强扫描（C、D）示病变呈不规则蜂窝状强化，脑干、四脑室受压变形伴阻塞性脑积水

（五）诊断要点

1. 癫痫、精神改变　脑受损定位征象、高颅压表现。

2. Ⅰ、Ⅱ级星形细胞瘤　T_1WI 为略低信号，T_2WI 为高信号，坏死、囊变少，瘤周水肿轻、强化轻。

3. Ⅲ、Ⅳ级星形细胞瘤　长 T_1、长 T_2 改变，信号强度不均匀，多见坏死、囊变、出血，肿瘤边缘不整，瘤体有不均匀显著强化。瘤周水肿、占位征象重。

4. 小脑星形细胞瘤　多位于小脑半球，表现为"囊中有瘤"或"瘤中有囊"，呈长 T_1、长 T_2 改变，肿瘤实质部分强化明显，易出现阻塞性脑积水。

（六）鉴别诊断

1. 幕上星形细胞瘤鉴别诊断　如下所述。

（1）单发转移瘤。

（2）近期发病的脑梗死。

（3）颅内血肿吸收期。

（4）脑脓肿。

（5）非典型脑膜瘤。

（6）恶性淋巴瘤。

2. 幕下星形细胞瘤鉴别诊断　如下所述。

（1）髓母细胞瘤。

（2）室管膜瘤。

（3）血管网状细胞瘤。

（4）转移瘤。

三、少突胶质细胞瘤（Oligodendroglioma）

（一）概述

少突胶质细胞瘤占颅内肿瘤的 1% ~4%，约占胶质细胞瘤的 7%，男性多于女性，好发年龄 30 ~50 岁，高峰年龄 30 ~40 岁。

（二）病理

1. 发病部位　本病绝大多数发生于幕上，约占 96%。特别常见于额叶，其次为顶叶、颞枕叶等。

2. 大体病理　少突胶质细胞瘤一般为实体，色粉红，质硬易碎，境界可辨，但无包膜，瘤向外生长，有时可与脑膜相连，肿瘤深部也可囊变，出血坏死不常见，约 70% 的肿瘤内有钙化点或钙化小结。

3. 组织学分类　根据 WHO 的分类，少突胶质细胞瘤包括：少突胶质细胞瘤（Ⅱ级很少，Ⅰ级），少突胶质 - 星形细胞混合性瘤（Ⅱ级），间变性（恶性）少突胶质细胞瘤。

（三）临床表现

少突胶质细胞瘤生长缓慢，病程较长。50% ~80% 有癫痫，1/3 有偏瘫和感觉障碍，1/3 有高颅压征象，还可出现精神症状等。

（四）MRI 表现（图 10 – 25）

肿瘤在 MR 图像上表现为长 T_1 低信号和长 T_2 高信号，约 70% 的病例可见钙化，表现为 T_1WI、T_2WI 图像上肿瘤内部不规则低信号。大多数肿瘤边界清楚，水肿轻微。Gd – DTPA 增强后，瘤体呈斑片状、不均匀轻度强化或不强化，恶变者水肿及强化明显。

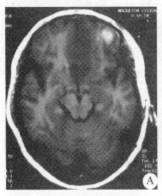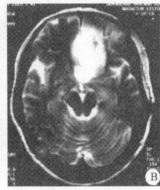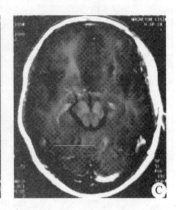

图 10 – 25　左额叶少突胶质细胞瘤，女性，41 岁。T_2WI（B）左侧额叶直回区以高信号为主的异常信号影，中线结构向右移位，左侧外侧裂较对侧小，鞍上池变形；T_1WI（A）肿瘤区为低信号，增强扫描（C）肿瘤区点、条状强化

（五）诊断要点

（1）多见于成人，病程进展缓慢。

（2）临床上以癫痫，精神障碍，偏瘫或偏身感觉障碍为主要表现。

（3）肿瘤多发生于幕上，以额叶为多，其次为顶叶、颞叶。

（4）肿瘤在 MR 图像上呈长 T_1、长 T_2 改变，瘤体内多见长 T_1、短 T_2 的不规则低信号，为钙化所致。

（5）恶性者，水肿重，可有囊变、出血，强化明显。

（六）鉴别诊断

（1）星形细胞瘤。

（2）钙化性脑膜瘤。

（3）室管膜瘤。

（4）钙化性动静脉畸形。

（5）结核瘤。

四、脑干胶质瘤（Brain Stem Glioma）

（一）概述

脑干胶质瘤系神经外胚层肿瘤，绝大多数为原纤维或纤维性星形细胞瘤（Ⅰ、Ⅱ级，WHO 分类），间变型或恶性胶质瘤较少见。

（二）MRI 表现（图 10 – 26，图 10 – 27）

脑干体积增大，正常形态消失，肿块呈略长 T_1 或等 T_1、长 T_2 改变。较大肿块中央可有囊变、坏死，与脑脊液信号相仿。肿块周围脑池（四叠体池、环池、桥前池等）变形、扭曲、闭塞。中央导水管、四脑室受压变窄、移位或闭塞，可致上位脑室梗阻性脑积水。增强后，以不均匀、不规则强化为多，亦可呈环形或结节状强化。

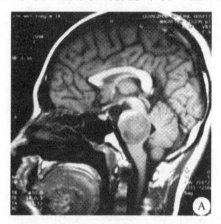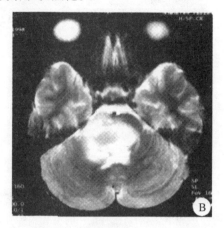

图 10 - 26　脑干胶质瘤，男性，18 岁。矢状面 T_1WI（A）脑桥膨胀呈梭形，第四脑室变窄，肿瘤为低信号；T_2WI（B）肿瘤呈以高信号为主的混杂信号

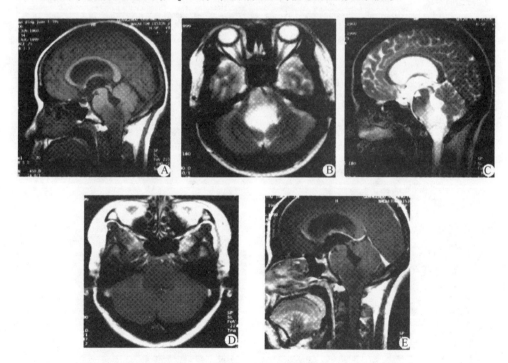

图 10 - 27　脑干及颈髓上段胶质瘤，女性，39 岁。矢状面 T_1WI（A）显示脑桥下部、延髓及颈髓上段呈膨胀性改变，以低信号为主，第四脑室下部变窄；T_2WI（B、C）肿瘤以高信号为主；增强扫描（D、E）肿瘤无明显强化

（三）鉴别诊断

（1）髓母细胞瘤。

（2）转移瘤。

（3）脑干梗死。

（4）脑干感染性病变。

（5）脑干脱髓鞘性疾病。

五、脑膜瘤（Meningioma）

（一）概述

脑膜瘤是颅内最常见的肿瘤之一，占颅内肿瘤的 15%~20%，仅次于星形细胞瘤，居第二位。可见于任何年龄，多数见于 40~70 岁，高峰年龄在 45 岁左右。女性多见，男女之比约为 1：2。

（二）病理

1. 发病部位 脑膜瘤起源于蛛网膜内皮细胞或硬膜内的脑膜上皮细胞群，因此，凡有蛛网膜颗粒或蛛网膜绒毛的部位均可发生，以大脑凸面、矢状窦旁、大脑镰旁最多见，其次为蝶骨嵴、鞍结节、中颅窝、嗅沟、脑桥小脑角及后颅窝等。

2. 大体病理 肿瘤常单发，偶为多发，大小不一，形态可随发生部位不同而异。肉眼观肿瘤呈球形、分叶状或不规则形，边界清楚，质实或硬。少数肿瘤呈斑块状，覆盖在脑半球的表面，称斑块型。肿瘤质硬，切面灰白色，呈颗粒或条索旋涡状，有的含沙砾样物质。

脑膜瘤多为良性，邻近的脑组织受压，但无肿瘤浸润，邻近的颅骨有时因瘤细胞的浸润而发生骨质增生，但一般并无广泛的播散或转移。

3. 组织学分类 根据 WHO 的分类。

（1）脑膜皮瘤型（内皮瘤型，合体细胞型，蛛网膜皮瘤型）。

（2）纤维型（成纤维细胞型）。

（3）过渡型（混合型）。

（4）砂样瘤型。

（5）血管瘤型。

（6）血管网状细胞型。

（7）血管外皮细胞型。

（8）乳头状型。

（9）间变性（恶性）脑膜瘤。

（三）临床表现特点

（1）肿瘤生长缓慢，又居脑外，特别是在"静区"，定位征象可以不明显。

（2）高颅压征象出现缓慢。

（3）脑膜瘤发生在不同的部位，可有不同的功能异常：癫痫、精神障碍、嗅觉异常，视力障碍等。

（四）MRI 表现（图 10 – 28，图 10 – 29）

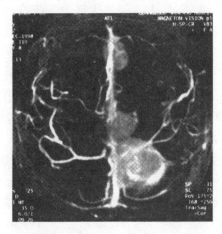

图 10 – 28 上矢状窦旁脑膜瘤（混合细胞型），女性，60 岁。增强并 **MRA** 示上矢状窦旁多发类圆形占位性病变，强化明显，邻近血管推压移位

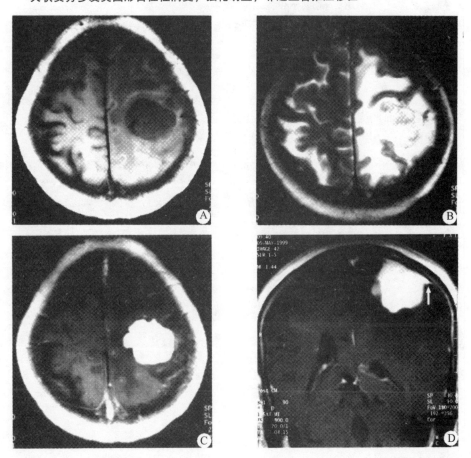

图 10 – 29 左大脑凸面脑膜瘤，女性，65 岁。左顶部类圆形占位性病变，边界清，T_1WI（A）为低信号；T_2WI（B）呈高低混杂信号，周围脑质水肿明显；增强扫描（C、D）肿瘤均匀显著强化，冠状位（D）肿瘤与脑膜广基底相连，并见"脑膜尾征"（↑）

1. 肿瘤本身 MRI 表现特点 大多数脑膜瘤的信号接近于脑灰质。T_1WI 图像上，肿瘤多呈等信号，少数为低信号。T_2WI 图像上，则多表现为等信号，部分可为高信号或低信号。在脑膜瘤内部，MRI 信号常不均一，可能为囊变、坏死、出血、钙化或纤维分隔所致。此外，MRI 还可显示瘤体内不规则血管影，呈流空效应。Gd – DTPA 增强后呈明显强化，多较均匀，较大肿瘤出现囊变、坏死时，则不均匀，相邻脑膜可呈鼠尾状强化征象。大部分脑膜瘤与邻近脑组织有一包膜相隔，在 T_1WI、T_2WI 像上均表现为连续或不连续的低信号，病理证实为由纤维组织和肿瘤滋养血管构成。

瘤周常有轻至中度的脑水肿。

2. 提示肿瘤位于脑外的征象 ①白质塌陷征：脑膜瘤较大时，压迫相邻部位脑实质，使脑灰质下方呈指状突出的脑白质变薄，且与颅骨内板之间的距离增大，此征象称为白质塌陷征，是提示脑外占位性病变可靠的间接征象。②以宽基底与硬膜相连。③肿瘤所在脑沟、脑池闭塞，邻近脑沟、脑池增宽。④颅骨正常结构消失，不规则。

（五）诊断要点

（1）神经定位体征不定，高颅压征象出现晚。

（2）MRI 平扫，大多数病变呈等信号，强化明显，且均一，肿瘤伴有坏死、囊变时，则不均匀。

（3）脑外肿瘤征象。

（六）鉴别诊断

1. 位于大脑凸面和大脑镰的脑膜瘤 如下所述。

（1）胶质瘤。

（2）转移瘤。

（3）淋巴瘤。

2. 位于鞍上和颅前窝的脑膜瘤 如下所述。

（1）垂体瘤。

（2）星形细胞瘤。

（3）颈动脉瘤。

（4）脊索瘤。

（5）转移瘤。

（6）恶性淋巴瘤。

3. 位于颅中窝的脑膜瘤 如下所述。

（1）三叉神经鞘瘤。

（2）神经节细胞瘤。

（3）胶质瘤。

（4）颈内动脉动脉瘤。

（5）软骨瘤。

4. 位于颅后窝的肿瘤 如下所述。

（1）听神经瘤。

（2）转移瘤。

（3）血管网状细胞瘤（实性）。

（4）恶性淋巴瘤。

（5）脊索瘤。

5. 位于脑室内的脑膜瘤　如下所述。

（1）脉络丛乳头状瘤。

（2）胶样囊肿。

六、听神经瘤 （Acoustic Neuroma）

（一）概述

听神经瘤是颅神经瘤中最常见的一种，占颅内肿瘤的 5.9% ~10.6% 。起源于听神经可发生于任何年龄，高峰年龄 30 ~50 岁。男性略多于女性。听神经瘤多为良性肿瘤，恶性者罕见。

（二）病理

小脑脑桥角区是听神经瘤的发病部位。

听神经由桥延沟至内耳门长约 1cm，称近侧段，在内听道内长约 1cm，称远侧段。听神经瘤 3/4 发生在远侧段，1/4 发生在近侧段。

肿瘤呈圆形或结节状，有完整包膜，大小不一，质实，常压迫邻近组织，但不发生浸润，与其所发生的神经粘连在一起。可伴有出血和囊性变。镜下肿瘤组织学分束状型和网状型形态。后者常有小囊腔形成。

（三）临床表现

常以单侧耳鸣、耳聋、头昏、眩晕等为首发症状，少数患者可有高颅压、锥体束征象。

（四）MRI 表现 （图 10 - 30）

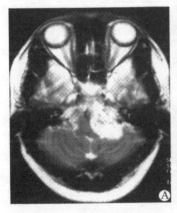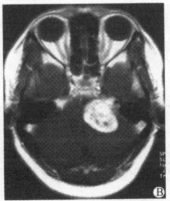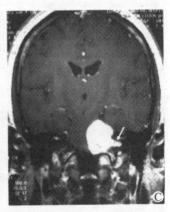

图 10 - 30　左侧听神经瘤，女性，59 岁。左小脑脑桥角区占位性病变，T_2WI （A）为不均匀高信号，间杂多个点状稍低信号；增强扫描（B、C）肿块不均匀显著强化，左侧听神经增粗（↑）

MRI 具有高对比度，无创伤以及无颅骨伪影影响的特点，目前成为听神经瘤诊断最敏感的方法。其影像特点如下。

多数肿瘤呈略长 T_1、等 T_1 和长 T_2 信号改变，T_1WI 上表现为略低或等信号，T_2WI 上呈高信号。

肿瘤信号均匀一致，但较大肿瘤可有囊变。肿瘤呈类圆形或半月形，紧贴内听道口处，瘤组织呈漏斗状，尖端指向内听道口。脑干、小脑受压移位征象。注射 Gd - DTPA 肿瘤实质部分信号明显升高，囊性部分无强化。

微小听神经瘤位于内听道内，体积小，诊断困难，MR 可直接显示耳蜗、听神经及前庭器官。微小听神经瘤与正常健侧听神经相比呈不对称性局限性增粗，呈结节状略长 T_1（或等 T_1）及长 T_2 信号改变。增强后，均一明显强化。

（五）诊断要点

（1）多于中年后缓慢起病。

（2）以耳鸣、耳聋、眩晕、头昏为首发症状。

（3）脑桥小脑角区，以内听道口为中心的肿块，伴同侧听神经增粗，在 T_1WI 上呈略低或等信号，T_2WI 上呈高信号，注射 Gd - DTPA 后呈明显均匀的强化。

（六）鉴别诊断

（1）脑膜瘤。

（2）表皮样囊肿。

（3）室管膜瘤。

（4）脊索瘤。

（5）颈静脉球瘤。

（6）血管网状细胞瘤。

（7）动脉瘤。

（8）小脑脓肿。

七、颅咽管瘤（Craniopharyngioma）

（一）概述

颅咽管瘤起源于胚胎时期 Rathke 囊的上皮残余，占脑肿瘤的 2% ~4%。从新生儿至老年人均可发生，20 岁以前发病接近半数，男性较多于女性。

（二）病理

颅咽管瘤可沿鼻咽后壁、蝶窦、鞍内、鞍上池至第三脑室前部发生，以鞍上多见，也可鞍上、鞍内同时发生。

肿瘤大多数为囊性或部分囊性，少部分为实性。囊性肿瘤生长缓慢，囊壁光滑，厚薄不等。囊内可为单房或多房，囊液黄褐色，含有不同数量的胆固醇结晶、角蛋白脱屑以及正铁血红蛋白。囊壁和肿瘤实性部分多有钙化。

（三）临床表现

（1）颅咽管瘤压迫视交叉，可致视力视野障碍。

（2）内分泌症状，垂体受压出现侏儒症（多见于儿童），尿崩症。

（3）高颅压症状等。

（四）MRI 表现（图 10 – 31，图 10 – 32）

颅咽管瘤 MRI 表现变化多。

1. 囊性病变常表现为两种信号特点　如下所述。

（1）病变内含较高浓度的蛋白、胆固醇或正铁血红蛋白时，呈短 T_1、长 T_2 信号改变，在 T_1WI、T_2WI 图像上均呈高信号。

（2）病变为囊性坏死和残留的上皮细胞，并且蛋白含量少时，呈长 T_1、长 T_2 信号改变，在 T_1WI 像上为低信号，T_2WI 像上为高信号。

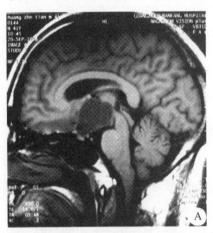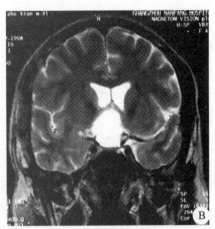

图 10 – 31　囊性颅咽管瘤，男性，41 岁。鞍上池区占位性病变，边缘清，呈分叶状。T_1WI（A）为均匀低信号，T_2WI（B）为高信号。视交叉、漏斗受压上移，垂体受压变扁

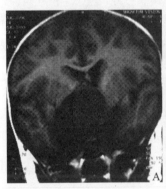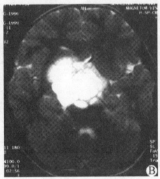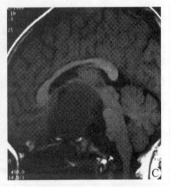

图 10 – 32　颅咽管瘤，女性，3 岁。鞍上池区巨大肿块，分实性和囊性两部分。实性部分 T_1WI（A、C）为稍低信号，T_2WI（B）呈中等度高信号，囊性部分呈新月形，位于肿块的右侧缘，呈长 T_1 长 T_2 改变

2. 实性颅咽管瘤亦表现为两种信号特点　如下所述。

（1）病变缺少胆固醇和正铁血红蛋白，呈等 T_1、长 T_2 信号改变。

（2）病变内含角蛋白、钙质或散在的骨小梁时，呈长 T_1 短 T_2 信号改变，在 T_1WI、T_2WI 像上均呈低信号。

注射 Gd – DTPA 后，在 T_1WI 图像上肿瘤实质部分表现为均匀或不均匀增强，囊性部分呈壳状强化。

（五）诊断要点

（1）青少年多见。

（2）临床上表现为高颅压、视力视野障碍及内分泌方面的改变。

（3）MRI 表现多样化，囊性病变根据囊内成分的不同，在 T_1WI、T_2WI 像上均可表现为高信号，亦可呈 T_1WI 低信号，T_2WI 高信号；实性病变则表现为在 T_1WI 像呈等信号，T_2WI 图像上呈高信号，亦可均表现为低信号。

（六）鉴别诊断

（1）垂体瘤。

（2）畸胎瘤。

（3）生殖细胞瘤。

（4）胶质瘤。

八、颅内转移瘤 （Metastatic Tumor）

（一）概述

颅内转移瘤国内报道其发生率占颅内肿瘤的 3.5% ~10%。肿瘤来源前三位依次为肺、子宫与卵巢和黑色素瘤。发病高峰年龄 40 ~60 岁，通常男性多于女性。

颅内转移瘤的转移途径如下。

1. 血行转移　常见肺癌、乳腺癌、肾癌和皮肤癌等。

2. 直接侵入　鼻咽癌、视网膜母细胞瘤，颈静脉球瘤等。

3. 经蛛网膜下隙　极少数脊髓内肿瘤，如胶质瘤，室管膜瘤可经此途径向颅内转移。

4. 经淋巴途径转移　中枢神经系统无淋巴系统，但却有淋巴系统转移之学说。可能由于：①椎间孔血管周围的淋巴管；②脑神经内、外衣中的淋巴管；③已有颈淋巴结转移癌的颈淋巴管。

（二）病理

1. 结节型　幕上大脑中动脉供血区脑实质内多见，小脑少见，脑干更少。可以是单发，也可多发。较大肿瘤中间有出血、坏死；肿瘤周围水肿广泛，肿瘤界限清楚，但镜下观察，肿瘤沿血管间隙蔓延。

2. 脑膜弥散型　肿瘤沿脑脊液播散广泛转移，位于脑膜、室管膜，使其增厚或呈颗粒状，以颅底多见。位于软脑膜者称癌性脑膜炎或弥漫性软脑膜癌瘤。硬脑膜转移罕见。

（三）临床表现

1. 多有原发癌症状　但30%的患者以颅脑症状为首发症状。

2. 脑转移症状　高颅压，精神障碍，神经定位体征，脑膜炎等。

（四）MRI 表现 （图 10 - 33）

病变多见于皮髓质交界处，亦可局限于白质内。小者为实性结节，大者多有坏死。可多发亦可单发。大多数病变均呈稍长 T_1、长 T_2 信号改变，瘤周水肿明显。小肿瘤大水肿为转移瘤的特征表现，但4mm 以下的小结节周围常无水肿。注射 Gd - DTPA 后，绝大多数病例均有强化，强化形态多样，可呈结节状，点状均匀强化或不均匀强化，亦可表现为不规则状环形强化，边缘与周围组织界限清晰。

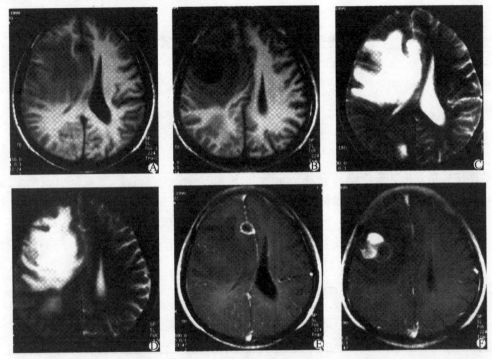

图 10-33　肺癌脑转移瘤，男性，34 岁。右额叶皮层下多发占位性病变，部分病变内有囊变区，呈长 T_1（A、B）、长 T_2（C、D）改变。实质部分呈稍长 T_1 和稍长 T_2 信号。增强扫描（E，F），病变均呈不规则环形强化。周围脑水肿明显，侧脑室受压狭窄，中线左偏

（五）诊断要点

（1）原发肿瘤病史。

（2）多数肿瘤呈稍长 T_1、长 T_2 信号改变，瘤周水肿明显，形态多样。小肿瘤大水肿应高度怀疑转移瘤的可能，特别是无明确原发病史时。

（六）鉴别诊断

1. 多发转移瘤时需与下列疾病鉴别　如下所述。

（1）多发脑脓肿。

（2）多发脑膜瘤。

（3）脑梗死。

（4）多发性硬化。

（5）脑白质病。

2. 单发转移瘤时需与下列疾病鉴别　如下所述。

（1）胶质瘤。

（2）脑膜瘤。

（3）单发脑脓肿。

（4）结核瘤。

（李　猛）

第十一章　骨髓与关节疾病的MRI诊断

第一节　骨创伤

骨创伤包括骨折、骨挫伤及应力骨折。

骨折是骨的连续性中断，包括骨皮质和骨小梁的折断、扭曲和嵌插。骨折常伴有周围软组织、韧带的损伤及骨髓挫伤。完全性或伴有移位的骨折检查以传统X线和CT为优势，而对不全性和微细或称之为隐匿性的骨折及周围软组织、韧带损伤、骨髓挫伤、关节及关节软骨损伤等，则MRI检查可以弥补传统X线和CT的不足。

一、MRI诊断要点

1. 完全性或移位骨折　X线可见骨折线，骨皮质的折断。T_1WI和T_2WI均为低信号的正常骨皮质的连续性中断，其间夹有T_1WI和T_2WI高信号影。骨小梁的折断在高信号骨髓内可见T_1WI呈线状低信号混在同样为低信号的骨髓水肿中，T_2WI和STIR显示更为清楚，表现为高信号水肿带内的线状低信号影，宽度>3mm或骨折端有明显移位。局部软组织有T_1WI和T_2WI均为高信号的血肿及T_1WI低信号而T_2WI高信号的水肿相混的混杂信号肿块影。

2. 应力性和微细骨折　T_2WI呈细线状低信号，局部可伴有轻度骨髓水肿改变。在常规X线片上看不到或仅可见局部轻微骨质硬化。

3. 骨挫伤　主要为骨髓水肿，表现为局部T_1WI轻微低信号，T_2WI和STIR像高信号，边界不清。

4. 骨软骨骨折　T_1WI和T_2WI可见低信号骨折线通过生长骺板、累及干骺端或骨骺，尤其是SPGR、GRE等梯度回波序列显示更佳。另一种骨软骨骨折为骨折线穿过关节软骨。累及生长骺板和（或）骨骺的骨软骨骨折可分为7型（图11-1）。

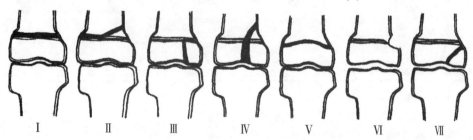

| I | II | III | IV | V | VI | VII |

图11-1　骨软骨骨折的分型示意图

Ⅰ.骨折通过生长板；Ⅱ.骨折通过生长板和干骺端；Ⅲ.骨折通过生长板和骨骺；Ⅳ.骨折通过生长板、干骺端和骨骺；Ⅴ.压缩骨折通过生长板；Ⅵ.骨折形成生长板、干骺端和骨骺缺损；Ⅶ.骨折通过骨骺并累及关节软骨

二、MRI 鉴别诊断

生长骺线误为骨折：除应熟悉骨骼的解剖之外，生长骺线在 T_1WI 和 T_2WI 为中等或稍高信号，SPGR 为高信号，而骨折线在 T_1WI 和 T_2WI 均为低信号。

（甘　甜）

第二节　化脓性骨髓炎

一、概述

化脓性细菌感染骨髓、骨质和骨膜而引起的炎症称化脓性骨髓炎，是一种常见病，常反复发作，经年不愈。本病的感染途径有三：

（1）细菌从身体其他部位的化脓性病灶经血流传播至骨骼，称血源性骨髓炎。

（2）由开放性骨折直接感染而引起。

（3）邻近软组织感染直接蔓延到骨髓所致。按病程分为急性和慢性。其中，血源性骨髓炎具有典型的病理变化和临床症状，最为常见，危害也最大，本节着重讲述。

本病可见于任何年龄，10 岁以下好发，男性多见。生长期管状长骨的干骺端是其好发部位，尤易累及胫骨上、下端，股骨下端和肱骨上端等部位。管状长骨的男女发病率为 3.8：1。也可见于骨干、骨膜甚至于骨骺。

最常见的致病菌是金黄色葡萄球菌，其次是溶血性链球菌，绿脓杆菌、肺炎双球菌等都可引起骨髓炎。

生长期管状长骨的干骺端血运丰富，毛细血管弯曲，细菌易于停留而发生血源性感染。感染常常是由骨髓组织开始。早期出现充血、毛细血管通透性增加及水肿，局部很快有白细胞浸润及渗出液。不久，白细胞被细菌及其产物所破坏并被蛋白溶酶溶解，与坏死组织一起形成化脓性病灶。沿骨松质血管和淋巴管或直接向骨干迅速扩展，脓液充满骨髓间隙。周围软组织同样出现充血及水肿。脓液可突破较薄的骨皮质波及骨膜下，沿骨皮质外扩展，使骨膜与骨干分离。骨膜内层受到刺激开始出现成骨反应。血源性骨髓炎的病理特点是骨质破坏、坏死和新骨形成相互并行。早期以破坏、坏死为主，后期以新骨形成为主。

因儿童骺软骨未闭合，对化脓性感染有相当的抵抗力，故化脓性病灶很少能穿破骺板而累及骨骺。但成人骺板已闭合，则失去这种屏障。

二、临床表现

起病急，有明显中毒症状：全身不适，寒战、高热，体温在 39℃ 以上。局部剧痛，皮温升高，有深压痛；当皮肤出现水肿、发红，多表示已形成骨膜下脓肿。脓肿穿破骨膜进入软组织后，压力减轻，疼痛缓解。

化验检查：白细胞计数升高，中性粒细胞升高；血培养可为阳性。

三、MRI 表现

早期骨髓的充血、水肿在 T_2 加权像上表现敏感，为高信号，边界不清；T_1 加权像上为低信号。骨膜下的脓肿表现为液性信号。新生的及硬化的骨质 T_1、T_2 加权均为低信号。皮质性的死骨除硬化骨外，T_1 加权呈低到高信号；T_2 加权为高信号。Gd – DTPA 增强，呈对比性强化。

急性骨髓炎的早期诊断对治疗和预后有决定性的意义。起病 10~14dX 线片常无明显异常。CT 较之可提早发现病灶。核素扫描过去认为较为敏感，起病后 48h 即可显示。MRI 的敏感性更高于核素扫描，虽其信号不具有特异性，但结合临床资料，做到早期诊断是完全有可能的。

四、诊断要点

（1）儿童，急性起病，有寒战、高热等全身中毒症状。

（2）局部持续剧痛，深压痛。

（3）白细胞计数升高。

（4）MRI 表现为干骺端及骨髓中 T_2 加权边界不清的高信号，T_1 加权低信号。周围软组织呈水肿信号。Gd – DTPA 增强为对比性强化。

五、鉴别诊断

（1）软组织感染：临床症状相似，但 MRI 上不累及干骺端和骨髓。

（2）骨恶性肿瘤特别是尤文肉瘤：临床可有发热、白细胞计数升高，但尤文肉瘤放射治疗颇为敏感，而且主要累及骨干，MRI 上 T_1 加权呈大片均匀低信号，边界较清，看不见脓液，但有软组织肿块。

（陈　宁）

第三节　骨结核

绝大多数（95% 以上）骨关节结核继发于肺结核。脊柱结核最为多见，约占 76.2%，其次为足骨、手骨，两者共 16.62%，说明短骨结核明显比长骨结核多见。掌骨发病率高于指骨，在足部，第一跖骨和大踇趾骨结核最常见，为其他跖趾骨发病的总和。骨结核多见于儿童及青年。

一、脊柱结核

脊柱结核是最常见的骨结核，80% 以上继发于肺结核，好发于青少年，但目前 60 岁以上发病率呈明显上升趋势，为另一发病高峰。

MRI 诊断要点：

1. **椎体及附件改变**　腰椎是脊柱结核最好发的部位，其次是颈椎和胸椎。多椎体受累是脊椎结核的一个重要特点，而且以椎间盘两侧对应部分为主。亦可经椎旁组织侵犯至不相邻椎体。附件受累机会较少，单纯附件的结核则更少见。信号特点：在 T_1WI 上椎体及附件的破坏呈低至稍高信号，在 T_2WI 上，多数呈不均匀高信号，少数呈稍高信号。椎体变扁或呈楔形、不规则形，且多呈不均匀强化（图 11 – 2）。

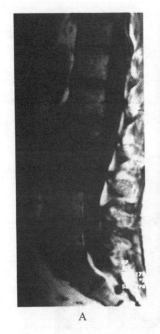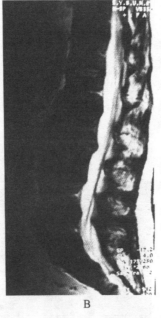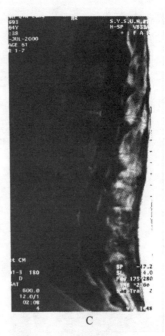

A　　　　　　　　　　B　　　　　　　　　　C

图 11 - 2　脊柱结核

腰 2、3 椎体结核，平扫矢状 T_1WI、T_2WI（A、B）示腰 2、3 椎体骨质破坏，T_1WI 呈低信号，T_2WI 呈不均匀高信号，椎间隙变窄，椎间盘 T_1WI 信号减低、T_2WI 信号增高，形态不规则；增强扫描 T_1WI（C）示破坏区及椎间盘不均匀强化。椎旁软组织轻度肿胀

2. 椎间盘改变　椎间盘改变主要包括椎间盘破坏，椎间隙变窄或消失。在 T_1WI 上多呈低信号，部分可呈稍高信号。在 T_2WI 上多数呈不均匀高信号，少数可呈不均匀等至低信号，在冠、矢状面上低信号裂隙消失。增强扫描呈不均匀强化。

3. 椎旁软组织改变　半数以上的脊椎结核有椎旁软组织肿胀或肿块，多数形成脓肿，而且体积较大。增强扫描实性部分有强化，形成脓腔的部分则不强化。脓肿壁增强，多呈环形强化。

4. 硬膜囊及脊髓改变　硬膜囊受压较常见，可为椎旁脓肿或变形椎体压迫。脊髓受压水肿在 T_2WI 上呈高信号，边界不清晰。

5. 强化特点　受累椎体、椎间盘、椎旁软组织均可有不均匀强化。受累椎体强化早于椎间盘，这与化脓性脊柱炎相反，具有一定特异性。

根据发病部位不同脊柱结核可分为椎体型和附件型，前者常见。椎体型又分为中心型、边缘型和骨膜下型。

1. 椎体型　如下所述。

（1）中心型：多见于儿童，以胸椎多见。病变原发于椎体内骨松质。破坏常从椎体中心近前方开始，破坏区较小时仅表现为椎体内不规则骨质缺损，T_1WI 呈低信号，T_2WI 呈高信号，周围骨质可有不同程度的水肿。病变进一步发展可引起椎体塌陷变扁，破坏区内可有不规则的低信号钙化灶，以 T_2WI 明显。由于病变可较长时间局限于椎体内而不侵犯椎间盘，故椎间隙保持正常。后期病变穿破椎体骨皮质时可并发椎旁脓肿，呈 T_1WI 低信号、T_2WI 高信号的梭形块影，脓肿壁可有 T_1WI、T_2WI 均为低信号的钙化。增强扫描脓肿壁强化而脓腔内无强化。

　　（2）边缘型：也称为干酪型，为最常见类型。多见于成人，以腰椎多见。病变原发于椎体的骨骺部即与椎间盘相邻的上下椎体面。MRI 表现为椎体骨质不同程度的缺损，骨破坏始于椎体的上下面和前缘，骨破坏明显时椎体压缩、楔形变。椎间盘较易受侵犯，椎间盘受累时表现为椎间盘 T_1WI 信号减低、T_2WI 信号增高，椎间盘部分缺损或完全破坏消失，椎间隙变窄以至消失、椎体融合（图 11 - 3）。可并发椎旁脓肿及腰大肌脓肿形成，增强扫描脓肿壁强化，椎体破坏区见不规则强化。

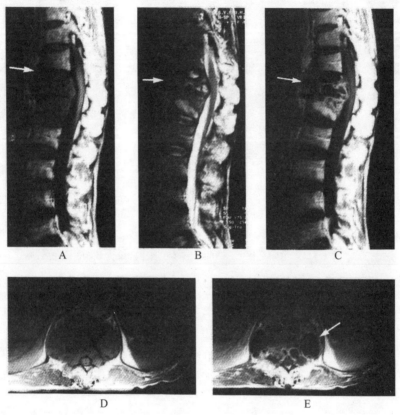

图 11 - 3　胸 12、腰 1 椎体结核

矢状 T_1WI、T_2WI 及增强扫描矢状 T_1WI、横断 T_1WI 及增强扫描横断 T_1WI（A ~ E）示胸
12、腰 1 椎体骨质破坏，椎间盘破坏，椎间隙变窄，并明显椎旁脓肿形成，破坏区及椎
旁脓肿呈片状及环形强化（↑）

　　（3）骨膜下型：病变起自椎体前方骨膜下，病变发展破坏椎体前缘骨质及骨膜并侵及前纵韧带，沿前纵韧带下蔓延而形成椎旁脓肿。易侵犯多个椎体，形成多个椎体前缘凹陷形骨质缺损。椎间盘可较长时间保持不受侵犯，故椎间隙变窄可不明显。

　　2. 附件型　脊柱结核的少见表现，多发生于成年人。病变局限于椎弓根、椎板、棘突及横突。表现为附件不规则破坏，易并发椎旁脓肿形成。椎体及椎间盘可保持完整。

　　其他少见结核有单椎体结核、多椎体破坏而椎间盘完好、多椎体跳跃式受累及棘突单独受累等形式。

脊柱结核的并发改变常有脊柱弯曲、成角畸形。椎旁脓肿常呈梭形、对称性，因重力关系，脓肿可向下发展至远离原发病灶的部位，脓肿亦可向后位于椎管内、硬膜外。病变周围可形成结核性肉芽肿而成不规则实性块影，T_1WI 呈低信号，T_2WI 呈中等或稍高信号，增强扫描明显强化。

二、短骨结核

短骨结核呈明显膨胀性骨质破坏，其内信号不均，T_1WI 呈不均匀低信号，T_2WI 呈不均匀高信号。骨膜反应增生明显。增强扫描破坏区内呈明显不均匀强化。因邻近软组织较薄，冷脓肿形成后易侵及皮肤形成窦道。

三、长骨结核

长骨结核分为骨骺干骺端型及骨干型。前者表现为骨骺或干骺端内局限性骨质破坏，骨骺破坏区常位于骨骺中央，而干骺端破坏区多位于边缘部，破坏边界较清楚，破坏区内 T_1WI 呈低信号，T_2WI 呈高信号，如有死骨则信号可不均匀，但 MRI 对显示细小死骨不敏感。一般无骨膜反应增生，无软组织肿块形成。邻近软组织可见萎缩。骨骺结核易累及关节，出现关节结核的表现。骨干结核罕见。

四、鉴别诊断

1. **转移瘤** 多发椎体结核需与转移瘤鉴别。转移瘤常为溶骨性或成骨性，可累及附件，而椎体结核较少累及附件。转移瘤侵及软组织时形成软组织肿块，实性，强化明显，常偏于一侧明显，部位邻近病变椎体（表 11 - 1）。

表 11 - 1 脊柱结核与转移瘤鉴别

	结核	转移瘤
年龄	偏低，好发于儿童及青少年	偏大，老年人多见
病史	肺结核病史	原发恶性肿瘤病史
椎间盘受累	多数受累	一般不受累
椎体破坏	以受累椎间盘两侧对应部分为主，连续受累多见，且前部受累多较重	跳跃性分布多见，且前后分布无差异
附件受累	较少见	多见
椎旁脓肿	多见	无

2. **化脓性脊柱炎** 在急性期，化脓性脊柱炎与脊椎结核起病早期的 MRI 表现非常相似，一般认为仅依靠 MRI 表现难以鉴别二者。但前者多继发于肺结核，而后者多继发于椎间盘穿刺或手术以及身体其他部位的化脓性感染，急性期常有高热、局部剧痛、脊柱活动受限等表现，血液检查常提示白细胞增多，血沉加快。可能对鉴别诊断具有一定的提示作用（表 11 - 2）。

表 11 - 2　脊柱结核与化脓性脊柱炎的鉴别诊断

	脊柱结核	化脓性脊柱炎
病史	多有肺结核病史	椎间盘手术、穿刺或身体其他部位的化脓性感染史
受累椎体及椎间盘信号	T_1WI 低至轻度高信号，T_2WI 不均匀高信号或稍高信号	T_1WI 低信号，T_2WI 呈不均匀高信号
椎体与椎间盘破坏程度	椎体大于椎间盘	椎间盘大于椎体
椎间隙变窄	较晚而轻	较早而重
强化特点	受累椎体强化早于椎间盘	受累椎间盘强化早于椎体
椎旁软组织	肿块较大，多数形成脓肿	肿块较小，很少形成脓肿
脊髓改变	受压变性，范围较小	感染多见，范围较广，边界不清

3. 内生软骨瘤　发生于短骨者亦呈膨胀性骨破坏，需与短骨结核鉴别。但前者邻近软组织常无改变，即使穿破骨皮质突入邻近软组织，其边界亦清楚，无明显骨膜增生，瘤内可见软骨钙化，信号不均匀。

4. 软骨母细胞瘤　单从 MRI 表现二者较难区别，需结合 X 线平片或 CT 检查，软骨母细胞瘤边界清楚，边缘呈花边状，可有硬化边，瘤内可见不同程度的钙化。骨骺结核 X 线平片上破坏区较模糊，无硬化边。

（李德刚）

参考文献

[1] 韩萍，于春水．医学影像诊断学（第4版）．北京：人民卫生出版社，2017.

[2] 温竞，吉玉刚．头颈部影像检查技术．南京：江苏大学出版社，2017.

[3] 薛蕴菁，杜祥颖，邢艳．心血管系统CT诊断．北京：科学出版社，2017.

[4] 屈辉，王武．实用骨科影像学．北京：科学出版社，2018.

[5] 张嵩．肺部疾病临床与影像解析．北京：科学出版社，2018.

[6] 托马斯.L.波普．肌肉骨骼影像学．上海：上海科学技术出版社，2018.

[7] 仇慧，张瑞兰．临床诊断物理学实验（第4版）．北京：人民卫生出版社，2017.

[8] 余建明，刘广月．医学影像技术学．北京：人民卫生出版社，2017.

[9] 许海兵．医学影像基础概论．南京：江苏大学出版社，2017.

[10] 靳二虎，蒋涛，张辉．磁共振成像临床应用入门．北京：人民卫生出版社，2015：234-264.

[11] 陈方满．放射影像诊断学．合肥：中国科学技术大学出版社，2015.

[12] 陈克敏，陆勇．骨与关节影像学．上海：上海科学技术出版社，2015.

[13] 李真林．中华医学影像技术学——MR成像技术卷．北京：人民卫生出版社，2017.

[14] 高剑波．中华医学影像技术学——CT成像技术卷．北京：人民卫生出版社，2017.

[15] 石明国．中华医学影像技术学——影像设备结构与原理卷．北京：人民卫生出版社，2017.

[16] 张雪林．磁共振成像诊断学．北京：人民军医出版社，2013.

[17] 白人驹，张雪林．医学影像诊断学（第3版）．北京：人民卫生出版社，2014.

[18] 延宏，王刚平，季艳玲．手把手教你学——CT诊断（第3版）．沈阳：辽宁科学技术出版社，2017.

[19] 李宏军．实用传染病影像学．北京：人民卫生出版社，2014.

[20] 高元桂，张爱莲，程流泉．肌肉骨骼磁共振成像诊断．北京：人民军医出版社．2013.

[21] 张学林．磁共振成像诊断学．北京：人民军医出版社，2013.

[22] 曹丹庆，蔡祖龙．全身CT诊断学．北京：人民军医出版社，2013.

[23] （美）韦伯（Wehh，W R），著．郭佑民，郭顺林，译．胸部影像学（第2版）．北京：科学出版社，2014.

[24] （德）古特索亚尼斯（Counsoyiannis，N.C），著；周智洋，孟晓春，译．临床腹部磁共振诊断：原则·时机·方法．北京：人民军医出版社，2015.

[25] 金征宇．医学影像学．北京：人民卫生出版社，2013.